＼ 患者さんに応じたケアのポイントがわかる ／

病院・施設・在宅 で役立つ！

基礎から
わかる

口腔ケア・摂食嚥下リハビリテーション Q&A 57

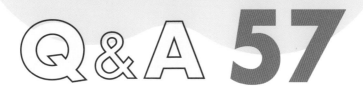

著者

伊東歯科口腔病院 訪問診療部長／歯科医師
廣瀬 知二

ΛＣ メディカ出版

はじめに

....

　「歯がない人のところに、どうして歯医者が来るの？」、「キザミ食を摂っているのに歯科治療がいるの？」、私が訪問診療に携わりはじめた 1994 年当時は、珍しがられる反面、しばしばこういう言葉を投げかけられました。その度に必要性を説明するのですが、まだ十分なエビデンスがなく説得力に欠けたのでしょう、施設訪問を断られるといったこともありました。

　その状況が変化したのは 1999 年でした。米山武義先生により、誤嚥性肺炎の発生率低下に口腔ケアが有効であることを実証するデータが、Lancet 誌に掲載されたのです。これを機に、医療・介護・福祉の現場で口腔機能、口腔ケアへの関心が急速に高まりました。やがて筆者のところにまで、病院・介護施設や栄養士会での講演、看護やリハビリテーション関係の雑誌から執筆依頼をいただくようになりました。

　講演や訪問診療の現場では、歯科治療に関することだけではなく、口腔ケアの問題、摂食嚥下の問題、義歯に関することなど多くの難問をいただきます。本書はそのときに頂戴した質問のメモを中心に、現場で具体的な問題を一つひとつ解決していけるように Q&A の形式をとって書いたものです。項目は「口腔ケア」と「摂食嚥下リハビリテーション」に大別してあり、基本的知識から状態別の対応方法まで、できるだけイラストや動画を使って解説しています。したがって、これから口腔ケに携わる方はもちろん、経験がある方にもすぐに役立ち参考にしていただけると思います。Q&A という形式ですので、どの項目から読んでも理解しやすいように努めましたが、そのため一部内容が重複しているところがあります。通読すると、くどいように感じられるかもしれませんが、そこは大切なところとお含みおきください。

　本書を活用していただくことが、口腔ケア・摂食嚥下リハビリテーションについて正しい知識と適切な技術を身につける一助となれば幸いです。

廣瀬知二

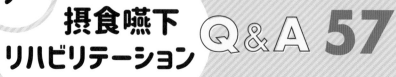

患者さんに応じたケアのポイントがわかる

病院・施設・在宅 で役立つ!

基礎から
わかる

口腔ケア・
摂食嚥下
リハビリテーション Q&A 57

CONTENTS

⊗ 口腔ケア編

WEB 動画の視聴方法

本書の動画マークのついている項目は、WEB ページにて動画を視聴できます。
以下の手順にて本書専用 WEB ページにアクセスしてください。

① メディカ出版ホームページにアクセスしてください。

https://www.medica.co.jp/

② ログインします。

※メディカパスポートを取得されていない方は、
「はじめての方へ / 新規登録」（登録無料）からお進みください。

③ 『病院・施設・在宅で役立つ！ 基礎からわかる口腔ケア・摂食嚥下リハビリテーション
　 Q&A 57』の紹介ページ

（https://www.medica.co.jp/catalog/book/8400）
を開き、「動画の視聴」をクリックします。

（URL を入力していただくか、キーワード検索で商品名を検索し、
本書紹介ページを開いてください）。

④ 「動画ライブラリ」ページに移動します。
「ロック解除キー入力」ボタンを押すと、ロック解除キーの入力画面が出ます。
（ロック解除キーボタンはログイン時のみ表示されます）。

入力画面にロック解除キーを入力して、送信ボタンを押してください。

⑤ 「ロック解除キー入力」ボタンが「動画を見る」に更新され、
本書の動画コンテンツが視聴可能になります。

ロック解除キー　　koukuenge57

＊ なお、WEB サイトのロック解除キーは本書発行日（最新のもの）より 3 年間有効です。
　 有効期間終了後、本サービスは読者に通知なく休止もしくは終了する場合があります。
＊ ロック解除キーおよびメディカパスポート ID・パスワードの、第三者への譲渡、売買、承継、貸与、開示、
　 漏洩にはご注意ください。
＊ PC（Windows / Macintosh）、スマートフォン・タブレット端末（iOS / Android）で閲覧いただけます。
　 推奨環境の詳細につきましては、弊社 WEB サイト「よくあるご質問」ページをご参照ください。

口腔ケア編

Q 01 口腔ケアの目的は何ですか？

▼

A 人間にとって「口から食べる」行為は、栄養を摂取し、生命を維持するために不可欠です。加えて「口から食べる」ことは料理を味わったり食事しながらの会話を楽しんだりと、日常生活を充実させる役割も果たしています。ですから、人生の最後まで口から食べ続けられるよう口の中を整えることが大切になります[1]。

❈ 口腔ケアの沿革

　看護理論家・看護教育の指導者として知られるヴァージニア・A・ヘンダーソン（Virginia Avenel Henderson、1897-1996 年）が、著書『看護の基本となるもの』（日本看護協会出版会）の中で、"歯を磨くこともごく簡単なことであると多くの人は思っているが、意識を失っている人の口腔を清潔に保つのは非常に難しくまた危険な仕事であり、よほど熟練した看護師でないと有効にしかも安全に実施できない。実際、*患者の口腔内の状態は看護ケアの質を最もよく表すもののひとつである*"[2] と、口腔の状態を良好に維持することの重要性を説いたことはよく知られています。

　一方、我が国ではそれに先立つこと約半世紀前に『看護学教程』（日本赤十字社）や『実地看護法』（大関看護婦会）の中で、口腔を清潔に保つことが大切であること、またその方法が論じられています（図 1）。その当時から、「歯磨き」、「口腔内清拭」あるいは「口腔洗浄」と

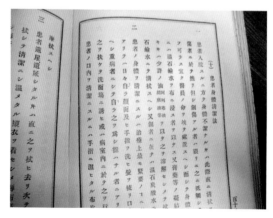

図1　明治 38（1905）年発行の『看護学教程』
口腔を清潔に保つ重要性とともにケアの方法が記されている（著者所蔵）。

表1　口腔ケアの目的

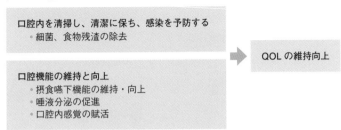

口腔内を清掃し、清潔に保ち、感染を予防する
• 細菌、食物残渣の除去

口腔機能の維持と向上
• 摂食嚥下機能の維持・向上
• 唾液分泌の促進
• 口腔内感覚の賦活

➡ QOL の維持向上

いう呼称で現場の対応に委ねられていたようです。

　1990年代に入ると、誤嚥性肺炎についての研究が進み、口腔ケアが誤嚥性肺炎の予防に効果があることが明らかにされました。それを契機に、口腔ケアは医療、看護、介護、福祉の分野で急速に普及し始めました。

　2000年代になると、口腔ケアは介護予防の観点からも注目されるようになりました。口腔ケアは口腔清掃のみを主体として捉えるのではなく、口腔機能の維持、回復を含め QOL（Qality of Life）を一定水準に保つための包括ケアとして捉えられるようになりました[3]（表1）。

❀ 口腔健康管理の中の口腔ケア[4]

　前述したような経緯から、口腔ケアの認識が職種や個人により異なり不明確なところもあったため、2015年に日本歯科医学会より「口腔健康管理」と「口腔ケア」という用語の使い分けが発表されました。

　歯科治療を含め広義の意味での口腔ケアを口腔健康管理と呼び、さらに口腔健康管理は、歯科医療者の関与度が強い「口腔機能管理」と「口腔衛生管理」、そして多職種も関与する「口

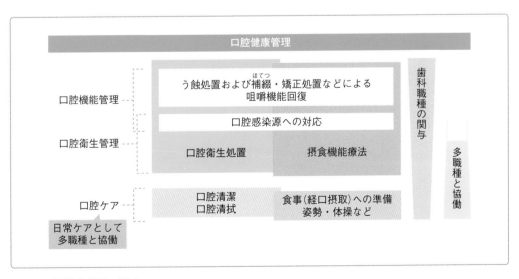

図2　口腔健康管理の概念

文献4）p352 より転載。

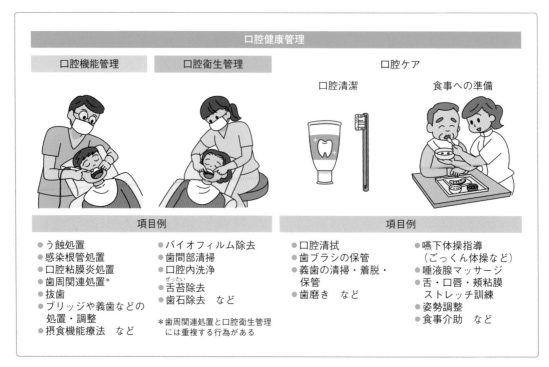

口腔健康管理

口腔機能管理

口腔衛生管理

口腔ケア

口腔清潔

食事への準備

項目例

- ● う蝕処置
- ● 感染根管処置
- ● 口腔粘膜炎処置
- ● 歯周関連処置*
- ● 抜歯
- ● ブリッジや義歯などの
  処置・調整
- ● 摂食機能療法　など

- ● バイオフィルム除去
- ● 歯間部清掃
- ● 口腔内洗浄
- ● 舌苔除去
- ● 歯石除去　など

＊歯周関連処置と口腔衛生管理
　には重複する行為がある

項目例

- ● 口腔清拭
- ● 歯ブラシの保管
- ● 義歯の清掃・着脱・
  保管
- ● 歯磨き　など

- ● 嚥下体操指導
  （ごっくん体操など）
- ● 唾液腺マッサージ
- ● 舌・口唇・頬粘膜
  ストレッチ訓練
- ● 姿勢調整
- ● 食事介助　など

図3　名称区分別の行為例

文献4) p353 より転載。

腔ケア」の3つに大別されました。「口腔ケア」は、多職種も含めて実施する日常ケアとしての口腔清潔や食事の姿勢など、配慮を含めた準備を示すとされています（図2 → p11、3）。

■ **参考・引用文献**

1) 横尾聡監.〝口腔ケアを行う目的〟. 早引き介護の口腔ケアハンドブック. 東京, ナツメ社, 2014, 16-22.
2) ヴァージニア・ヘンダーソン著. 看護の基本となるもの 再新装版. 東京, 日本看護協会出版会, 2016, 16.
3) 長谷剛志. 口腔ケアの歴史と進歩. Monthly Book Medical Rehabilitation. 167, 2014, 48-55.
4) デンタルハイジーン編集部. 考えよう歯科医学用語「口腔健康管理」という新概念. デンタルハイジーン. 39（4）, 2019, 352-3.

Ⅰ 口腔ケアの基本知識

Q 02 誤嚥性肺炎と口腔細菌、ウイルス性の感染症に口腔ケアは、どのくらい有効？

▼

A 日本人の死因は約1割が肺炎です。そして、その97%は65歳以上の高齢者、中でも誤嚥性肺炎は年間の死亡者数が4万人弱、80歳以上の肺炎のほとんどを占め、これからも増加が予測されています。

❈誤嚥性肺炎とは

　嚥下機能の低下により、唾液や食べ物、胃液などと一緒に細菌を誤って気道に吸引することにより引き起こされる肺炎が、誤嚥性肺炎です（図1）。誤嚥性肺炎は嚥下機能が低下した高齢者、とくに脳梗塞後遺症やパーキンソン病などの患者に多く発生します。発熱、咳、痰、呼吸困難などが一般的な症状ですが、高齢者は咳の力が弱かったり、高熱が出にくかったりして、これらの症状がなく、元気がない、食欲がない、喉がゴロゴロするなどの症状のみがみら

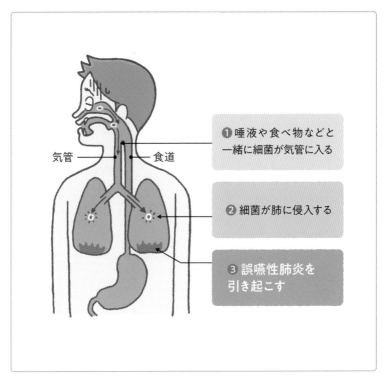

気管　食道

❶唾液や食べ物などと一緒に細菌が気管に入る

❷細菌が肺に侵入する

❸誤嚥性肺炎を引き起こす

図1　誤嚥性肺炎発生のイメージ
嘔吐の後に起こることもある。

れることが多いのが特徴です[1]。口腔内の衛生状態が十分に保たれていない高齢者では、肺炎の原因となる細菌が多く増殖します。その一方で高齢者は咳反射も弱くなっているため、口腔内の細菌が気管から肺へと吸引されて肺炎が発症します。発症には、栄養状態の不良や免疫機能の低下も関与しています。

❀ 誤嚥性肺炎を防ぐには

　対策としては、誤嚥を起こさないようすることも、もちろん大事ですがなかなか容易ではありません。Yoneyamaらは高齢者施設において、歯科医療者が週1回口腔衛生処置に介入する群と、従来通りの口腔ケアを行う対照群について比較試験を行った結果、歯科医療者が介入した群のほうが、肺炎の発症率が約4割減少したことを示しました[2]。この報告をきっかけに、誤嚥性肺炎の予防に口腔ケアが注目されるようになり、現在では高齢者施設で誤嚥性肺炎を予防した口腔ケアが積極的に行われています。

❀ 口腔ケアは細菌を減らすだけではない

　嚥下には、延髄と大脳基底核が関与しているため、大脳基底核に梗塞を生じるとドーパミンが減少し、神経伝達物質「サブスタンスP」も減少するため、不顕性誤嚥を防御する嚥下反射や咳反射が障害されます[3]（図2）。口腔ケアにより口腔が刺激されることでサブスタンスPが増加し、嚥下反射と咳反射が改善することが明らかにされており[4]、その面でも誤嚥性肺炎を防ぐ対策となります。

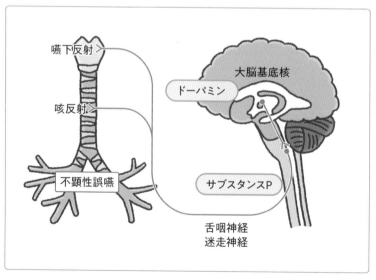

図2　大脳基底核と誤嚥
大脳基底核に梗塞を生じるとドーパミンが減少し、サブスタンスPの合成が低下する。
その結果、不顕性誤嚥を防御する嚥下反射と咳反射も低下する。

文献3）を参考に作成。

✖ インフルエンザ・新型コロナウイルス感染症（COVID-19）

　　通所介護の利用者に歯科衛生士が、週１回の口腔衛生処置と集団口腔衛生指導を半年間行ったところ、インフルエンザの発症が約９割も少なかったと報告されています[5]。

　　空気中に飛散しているインフルエンザウイルスは、それ自身だけでは感染力をもっておらず、ヒトに感染するためには、鼻や咽頭、上気道粘膜に入り込むだけではなく、他の細菌が産生するノイラミニダーゼ（Neuraminidase：NA）とトリプシン様プロテアーゼ（Trypsin-like protease：TLP）が必要なことが明らかになってきました。このことから口腔ケアにより、口腔内の細菌数を減らすことがインフルエンザ予防につながると考えられています。

　　新型コロナウイルス感染症の予防については、まだエビデンスに乏しい現状ですが、厚生労働省ではインフルエンザと同様の予防法の推奨、とくに口腔ケアで低栄養を防ぎ、免疫力を低下させないよう注意喚起しています。

　　多方面から口腔ケアが推奨されており、海外においてもアメリカ疾病予防管理センター（Centers for Disease Control and Prevention：CDC）をはじめとして、口腔ケアを推奨する発表が少なくありません。今後その効果の検証が待たれます。

■ 参考・引用文献
1) 杉﨑 緑ほか．第14回 誤嚥性肺炎・肺結核．おはよう21．31（2），2020，50-3．
2) Yoneyama T. et al. Oral care and pneumonia. Lancet. 354（9177），1999，515.
3) Yamaya M. et al. Interventions to prevent pneumonia among older adults. J Am Geriatr Soc. 49（1），2001，85-90.
4) Watando A. et al. Daily oral care and cough reflex sensitivity in elderly nursing home patients.Chest. 126（4），2004，1066-70.
5) Abe S. et al. Professional oral care reduces influenza infection in elderly. Arch Gerontol Geriatr. 43（2），2006，157-64.

Q 03　口腔細菌は、口腔以外の疾患に関連しますか？

▼

A　口腔は温度が 37℃ 前後とあたたかく、湿っていて豊富な栄養分もあるため、細菌が繁殖するには好条件な環境です。プラーク（歯垢）1mg 中には 1 億以上の細菌が潜んでいて、介護が必要な高齢者の口腔内の細菌数は 1 兆に及ぶといわれています。口腔細菌はう蝕や歯周病の原因となるだけでなく、さまざまな病気を引き起こすことがあります[1、2]。

誤嚥性肺炎

p13 Q2 を参照してください。

循環器疾患

口腔内の細菌は歯周病局所から頻繁に血流中に入り込みます。血流に入り込んだ口腔細菌は心臓弁膜に障害があると、そこにバイオフィルムをつくり、細菌性心内膜炎を起こします。また、歯周病菌が冠動脈に感染すると細菌が作り出した炎症物質や毒素によって血栓がつくられて動脈硬化が起こります。この血栓により血管がつまると狭心症や心筋梗塞を発症します（図1）。

発熱

歯周病が進行して細菌から産生される内毒素が増加すると、マクロファージなどから発熱に関わるサイトカインの産生が起きます。その結果、口腔に疼痛がなくても発熱が起こります。

糖尿病

糖尿病があると歯周病になりやすいことが知られています。高血糖が続くと免疫力が低下し、歯肉が歯周病菌に感染しやすくなるからです。さらに歯周病になると、糖尿病が悪化しやすいということも明らかになってきています。歯周病菌によって歯肉に炎症が起きると、血管を刺激するサイトカインがつくられます。これが血液を介して全身に広がると、各組織でインスリンの働きが悪くなるため高血糖となります。

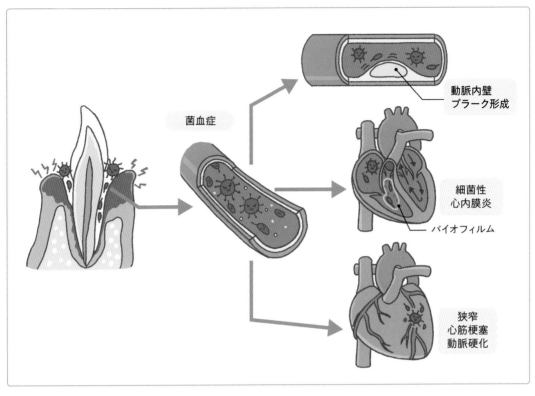

図1 口腔細菌と循環器疾患との関係
口腔細菌は、歯周病局所から血流中に入り込み循環器疾患の発症に関わる。

文献1）を参考に作成。

❊認知症

　臨床研究により重度歯周病の罹患と認知機能低下が正相関することが報告されています。アルツハイマー型認知症は、脳内老人斑成分「アミロイドベータ（Aβ）」などの異常なたんぱく質が長年、少しずつ脳に蓄積して発症や症状の進行につながります。アルツハイマー型認知症患者の脳から歯周病の原因の1つであるジンジバリス菌が検出されたことと、歯周病の歯肉でアミロイドベータ（Aβ）が産生されていることが判明し、関与が注目を集めています³⁾。

❊ピロリ菌感染胃疾患

　ピロリ菌感染は、胃潰瘍、胃がんのリスク因子です。ある種の歯周病菌がピロリ菌と共通する抗原をもつことが明らかにされています。両者の免疫応答が引き起こされた結果、アレルギー性の炎症が生じる可能性があります。

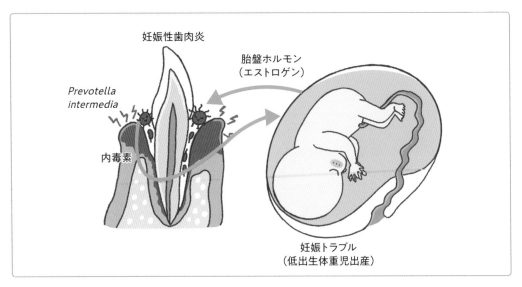

図2 妊娠性歯肉炎と妊娠トラブルとの関係

胎盤ホルモンが血液中に入り込み、歯肉へ移行してくると、そのホルモンを発育素とする細菌が増加して、出血しやすくなる。出血しやすくなると内毒素を産生する細菌も増加する。それらの細菌が産生する内毒素などが妊娠トラブルを起こす。

文献1）を参考に作成。

妊娠トラブル

　　低出生体重児を出産した母親の歯周組織には、内毒素を産生する歯周病菌が増えていることが明らかにされています。それらの歯周病菌の内毒素が血流に入り、子宮収縮を引き起こし、妊娠トラブルをもたらします（図2）。p33 Q9 を参照してください。

■ 参考・引用文献
1）奥田克爾. 健康破綻に関わる口腔内バイオフィルム. 日本歯科医師会雑誌. 58（3）, 2005, 21-30.
2）菊谷 武. "口の病気がもたらす全身の病気". 図解介護のための口腔ケア. 東京, 講談社, 2008, 18-25.
3）Nie R. et al. Porphyromonas gingivalis Infection Induces Amyloid-β Accumulation in Monocytes/Macrophages. J Alzheimers Dis. 72（2）, 2019, 479-94.

Ｉ 口腔ケアの基本知識

Q 04 口腔内観察のポイントは？

▼

A 健康な人は、食事の後や寝る前に口腔のセルフケアを日常的に行っています。しかし、要介護状態となった方の口腔ケアは事情が異なります。健康な人は痛みや腫れ、口腔内の異常に自ら気づき歯科を受診することができます。一方、要介護者の場合は自身の口腔内にトラブルがあっても感知できない、できても伝えることができません。結果的にトラブルが放置されてしまうことがあります。そのため、介助で行う口腔ケアに要介護者の口腔の異変を速やかに発見するという要素もあります。

🐾 観察の実際（図1）

まず、口が十分に開くかどうか確認しましょう。十分に開けることができない場合や、開けようとすると顎関節の痛みを伴うような場合は、歯科を受診するようにします。口臭の有無も確認して、口腔内の汚れがあまりにも多い場合は、観察の妨げとなるためうがいや口腔ケア用スポンジなどで汚れをある程度取り除いてから観察しましょう。義歯を装着している場合は外します。

口腔粘膜

口腔粘膜は通常暗赤色です。色の変化やびらんや潰瘍、白苔などの病変がないか、湿潤しているか、乾燥はないかを観察します。義歯装着者では、とくに義歯が接触する部分を注意して観察します。

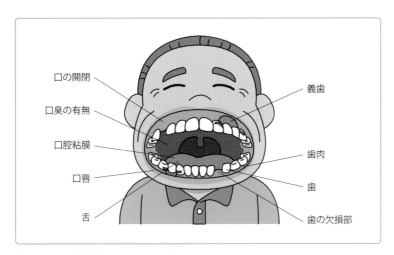

図1 **口腔内観察時のチェックポイント**

口唇

　口腔粘膜と同様に、色の変化、びらん、潰瘍の有無を観察します。また乾燥状態を確認して、必要な場合は口腔ケア前に口腔保湿剤を塗布します。

舌

　健康な舌は、淡紅色です。舌苔（ぜったい）の付着、潰瘍、腫大の有無、動きを観察します。

歯肉

　健康な歯肉はピンクで、硬く引き締まった感じがします。歯周病が進行すると、赤く腫れぼったくなります。色、出血や排膿の有無を観察します。

歯

　成人では智歯（ちし）（親知らず）を除くと、上下 14 本ずつ計 28 本の永久歯があります。歯の欠損状態、歯の色・動揺、う蝕の有無、歯石がついているかどうかなどをチェックします。

義歯

　外した義歯を観察して、破損やヒビ割れがないか確認します。装着した状態できちんと入っているか、新たに欠損している歯はないかを観察します。

✿観察した情報は共有

　口腔内の観察を行うことで、口腔ケアによる事故や、利用者の負担を少なくすることができます。観察した情報はスタッフ間で共有し、変化が生じた場合は情報をアップデートしていく体制を整えましょう。

■ 参考・引用文献
1) 枝広あや子ほか. 認知症の方への口腔ケア口腔内観察とケアの基礎知識. 認知症ケア最前線. 33, 2012, 146-50.
2) 鈴木るり. "口腔ケアをするときの観察のポイントを教えてください". 口腔ケア Q&A 口から始まるクオリティ・オブ・ライフ. 施設口腔保健研究会 / 日本口腔疾患研究所監. 東京, 中央法規出版, 1996, 26-7.

I 口腔ケアの基本知識

Q 05 口腔ケアの適切な体位について教えてください。

▼

A 嚥下障害がない健康な人が、口腔のセルフケアをすることで誤嚥することはまずありません。しかし、口腔ケアを必要とする方の多くは何らかの嚥下障害を有しており、「口腔ケア中に誤嚥させないように……」という意識をもつことは大切です。かといって誤嚥を恐れるあまり不十分な口腔ケアを続けると、その目的が達成できません。口腔ケアの体位は、誤嚥の問題に加えて、術者側が無理なく行えるような配慮が必要です。

❧ セルフケア可能・一部介助が必要な方

　口腔ケアを自身で行える、または一部介助が必要な場合で、身体機能に障害はありながらも、歩行が可能な方の体位は基本的に座位です。立位はバランスを崩して転倒する危険があるので避けましょう。筋力低下や麻痺がある方の場合は、頸部が後屈しやすくなります（図1）。必要に応じてタオルや枕を使って姿勢を保持します。また、患者の前から口腔ケアを行う場合は、患者から見て術者の目の位置が上方にならないようにします。車椅子を使用している方は、フットレストや足台を用いて下肢を安定させることで、上肢の安定した動きを引き出します[1]。やや前かがみの姿勢をとるとさらに誤嚥を防止しやすくなります。

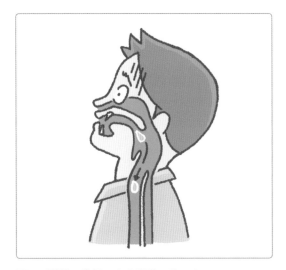

図1　頸部の後屈による誤嚥のリスク
頸部が後屈すると食道の前方に位置する気管に水が入りやすく、誤嚥のリスクが高くなる。

✿ セルフケアが困難な方

口腔ケアを自身で行えない場合は安定した体位を確保して、介助者が行います。調整により安定した座位が可能な場合は前述した方法に準じますが、難しい場合はギャッチベッドを利用して体位を調整します[2]（図2）。

ファウラー位

頭部を 40 ～ 50°挙上した体位。比較的誤嚥しにくく安全な体位です。後頭部に枕などを置いて上半身の角度よりも頭部を起こすとさらに誤嚥しにくくなります。ひざ下にクッションを入れてずり落ちを防ぎましょう。片麻痺がある場合、頸部を患側に 20 ～ 30°向けます。そうすることで患側の咽頭部が狭くなって誤嚥のリスクが低くなります。

セミファウラー位

頭部を 25 ～ 30°挙上した体位。頭上からのアプローチが可能なので口腔ケアをしやすい体位ですが、誤嚥に注意が必要です。側臥位と組み合わせたほうが誤嚥を防げます。片麻痺がある場合は側臥位と組み合わせます。

側臥位

横向きの体位。上体だけではなく、下半身から側方に向けると安定します。片麻痺がある場合は麻痺側を上に、健側を下にします。口腔内を観察しにくのが難点です。

仰臥位

仰向けに寝た体位。重篤な症状でこの体位で口腔ケアを行う場合は、頸部を前屈して吸引を適切に行えば誤嚥の予防は可能です（図3）[3]。ベッドの高さは、術者のおへその高さを患者の口の高さぐらいに設定すると腰の負担が少なくなります。

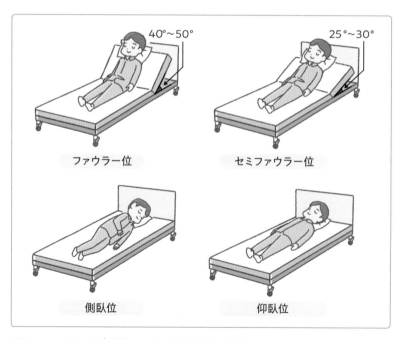

図2 **セルフケアが困難な方の口腔ケア時の体位**

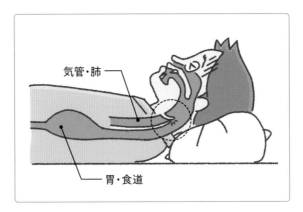

気管・肺

胃・食道

図3　仰臥位での気管の位置
仰臥位では気管が上、食道が下となるため頸部前屈、適切な吸引に
より、気管への水の流入は起こりにくい。

■ 参考・引用文献
1) 黒岩恭子．"口腔ケアを行う際の体位について教えてください"．徹底ガイド口腔ケアQ&A．吉田和市編．東京，総合医学社，2009，160-1．
2) 下山和弘ほか．要介護高齢者の口腔ケア時の体位．老年歯科医学．18（1），2003，48-51．
3) 岸本裕充編著．"口腔ケア時の体位の選び方を教えてください"．よくわかる！口腔ケア．東京，メヂカルフレンド社，2007，66-9（よくわかる！シリーズ）．

Q 06 開口を拒否する患者、開口できない患者の口腔ケアの方法は？

▼

A 　口腔ケアは、口腔という空間を観察しながらケアするため、開口が困難な場合は困惑するケースも少なくありません。開口が困難な理由を考えて、それに合った対応を行いましょう。

❀開口困難な理由

　開口しない理由としては、疾患による開口障害、開口拒否、意識障害や認知症などがあります。疾患による開口障害が疑われる場合は、歯科を受診するようにします。拒否が見られる場合は、身体接触による緊張によるものか、心理的なものか、コミュニケーション障害によるものかを判断する必要があります[1]。

❀開口を促す

心理面へのアプローチ

　開口拒否が見られる場合はその背景にある心理面への配慮が必要です。手で顔を押さえて口腔ケアをしていませんか？　意志の疎通は無理と思って、声かけを疎かにしていないでしょうか？　まず、開けない理由を傾聴して共感するところから始めましょう。口腔ケアを始めることができたら、短時間の介入から少しずつ、信頼関係を築いていきましょう。

脱感作
<ruby>脱感作<rt>だっかんさ</rt></ruby>

　口腔周囲を触ると、拒否や緊張、時に痙攣がみられることがあります。身体接触によるこれらの現象を過敏といい、触覚体験の不足によるものと考えられています。この過敏を取り除くことを脱感作といいます。

　手順は、口から遠い拒否がみられないところ（上腕や肩）を、声をかけながら手のひらで触れ、徐々に口腔に近づけていきます。口腔内に触れることができるようになったら、口唇からはじめて上の歯肉に指をあてて、緊張が収まるまで、その状態を維持します（図1）。緊張がほぐれたところで口腔ケアを開始します。

K-point 刺激法

　K-point とは、図2（→ p26）に示す部分にあるポイントです[2]。多くのケースで、ここを指で軽く圧迫すると開口が促されます。方法としては閉口時に指を歯列に沿わせて頬側から奥に入れ、臼歯の後方からアプローチします。効果の程度に個人差があるので、効果がないから

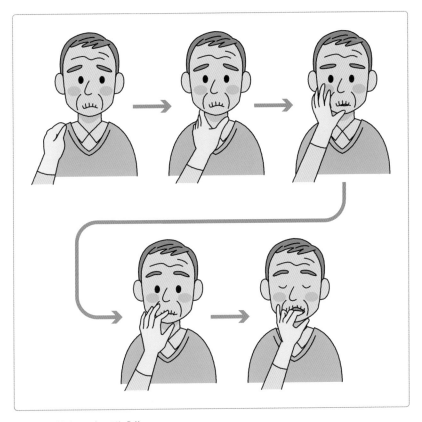

図1　口腔ケア時の脱感作
術者の手のひらを使って身体の緊張が収まるまで接触を続け、徐々に口腔へと近づける。

といって強く圧迫して粘膜を損傷しないよう注意が必要です。

開口保持器

　　ようやく少し開口したもののすぐに閉じてしまう場合は、開口保持器を使用するようにしましょう[3]（図3 → p26）。使用にあたっては、①長時間の口腔ケアを避けること、②使用する前に異常がないか確認すること、③取り扱い説明書をよく読んで、その記載に従い、定期的に新しいものと交換すること、の3点を守るようにします。

開口できなくても口腔ケアはできる

　　開口が困難な場合でも、口唇や頬と歯列の隙間を清掃するだけでも口腔ケアを行うことができます。100％ではなくても、爽快感を感じてもらい継続することが大切です。どうしても難しいときは1人で抱え込まずに、歯科医師や歯科衛生士に助言を求めるようにしましょう。

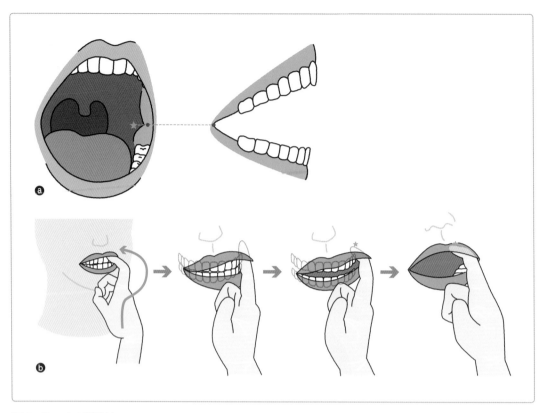

図2　K-point 刺激法

ⓐ K-point の位置は臼後三角（下顎最後臼歯の後方にある隆起後方）後縁のやや後方（上下の歯を噛み合わせたときの頂点●）の内側、★の部分。

ⓑ 頬の内側を歯列に沿って奥に指を進めて、臼歯の奥から舌側に指を挿入すると爪の部分が K-point にあたる。軽く圧迫刺激すると開口が促される。

文献2）を参考に作成。

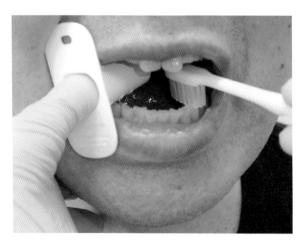

図3　樹脂製の開口保持器

親指に装着して口角から挿入し、しっかりと上下で噛ませる。その他の指で下顎を固定すると安定する。素材特性により長期間の使用はできない。破損した開口保持器を患者が飲み込んでしまうなどの事故を防ぐためには、早めに交換することが重要。

■ 参考・引用文献

1）菊谷 武ほか．リハビリ病棟の口腔ケア 第1回口腔ケアに至らない！．リハビリナース．3, 2012, 276-80.

2）Kojima C. et al. Jaw opening and swallow triggering method for bilateral-brain-damaged patients：K-point stimulation. Dysphagia. 17 (4), 2002, 273-7.

3）廣瀬知二編．口腔ケア用品の選択と使用．デンタルハイジーン（特集冊子）．37 (2), 2017, 24-5.

Ⅱ 症状・状態・疾患別にみた口腔ケア

Q 07　出血傾向がある患者の口腔ケアの方法は？

▼

A　口腔内出血の大部分は歯周病によるものです。圧迫により容易に止血できることが多いのですが、血液疾患や抗凝固剤の内服などの全身的要因がかかわると止血が困難な場合があります（図1）。日頃からブラッシングにより歯肉の炎症を軽減しておくことが出血の予防につながります。

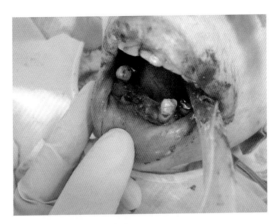

図1　口腔内出血の止血
口腔内から持続性の出血がみられた脳梗塞の患者。出血部位を特定してガーゼによる圧迫で止血した。

❁出血傾向となる原因

　出血傾向となる原因としては、①血管壁の異常、②血小板の異常、③血液凝固因子の異常、④抗凝固剤、抗血栓薬の影響などがあります。

　とくに脳梗塞を発症したケースでは、超急性期にはアルテプラーゼによる血栓溶解療法が行われるため、口腔内出血の他に、消化管出血や血尿、皮下出血など全身の出血傾向がみられることがあります。また、再発予防目的でアスピリンのような抗血栓薬やワルファリンのような抗凝固剤を使用するため、口腔内から出血しやすい状態になります。PT-INR（プロトロンビン時間 - 国際標準化比）やAPTT（活性化部分トロンボプラスチン時間）などの出血傾向に関するデータを把握しておきましょう。

　また、糖尿病患者では、高血糖状態により血管壁に変化が生じて出血しやすくなっている場合があります。血糖値やHbA1cなどの検査項目も確認しておきます[1]。

✿ 出血傾向があっても口腔ケアは中止しない

　出血傾向があると、口腔ケアを控えてしまいがちです。しかし、歯周病による歯肉出血は、不十分な口腔ケアで衛生状態が悪化すると、さらに歯肉の炎症も悪化して出血傾向が強くなるという悪循環に陥ってしまいます。口腔ケアは中止すべきではありません。

✿ 出血させないためには

　口腔ケアを始める前に、まず口角と口唇に口腔保湿剤を塗布します。これは開口時に口角が切れて出血するリスクを軽減するためです。口腔内も乾燥していると出血しやすいので、口腔保湿剤を塗布して湿潤した状態で口腔ケアを行うようにします。

　1本でも歯があれば、やわらかい毛の歯ブラシを使って歯と歯肉の境目をブラッシングします。必要に応じて、歯間ブラシやタフトブラシなどの補助的清掃用具を使用します[2]。歯肉以外の口腔粘膜から出血しやすい場合は、口腔ケア用のスポンジや綿棒で愛護的に清掃します。

✿ 痂皮（かひ）や剥離上皮は無理に剥がさない

　口腔や口唇の痂皮や（図2）、かたい剥離上皮を一度に除去しようとすると、出血のリスクが高くなります。口腔保湿剤を塗布して浮きあがった部分をはさみで切り取り除去する程度にとどめます。まだ上皮が十分に形成されていない部分は、上皮形成後に除去するようにしましょう[3]。

　鼻出血や消化管からの出血が口腔内に溜まって凝固している場合もあるので、口腔内出血と決めつけずによく観察することが重要です。

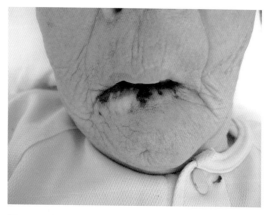

図2　口唇や口腔に痂皮の付着がみられるケース
再出血させないように愛護的な口腔ケアを行う。

✂口腔ケア中に出血したら

口腔内の出血は唾液に混じって多く見えます。落ち着いて視野を十分に確保してください。可能であれば吸引をしながら観察して出血部位を確認します。ガーゼを生理食塩水で湿らせ、出血部位にあてて手指で圧迫して止血します。それでも止血が困難な場合は、速やかに医師・歯科医師に報告して対応を仰ぎます。

📖 参考・引用文献
1) 村佳乃実. ベッドサイドの"困った"解決術 ②出血傾向ある患者さん. BRAIN NURSING. 33（10）, 2017, 965-8.
2) 廣瀬知二編. 口腔ケア用品の選択と使用. デンタルハイジーン（特集冊子）. 37（2）, 2017, 5-14.
3) 渡邊 裕編. 口腔ケアの疑問解決Q&A. 東京, 学研秀潤社, 2011, 47-9.

Q 08 経管栄養患者の口腔ケアの方法は？

▼

A さまざまな疾患により経口摂取が困難になると、生命維持のために、経鼻経管や胃瘻が選択される場合があります。消化管機能に異常がなければ、できるだけ早く経口摂取の再開を目指したいのですが、患者が抱える種々の病態のために、経管栄養が長期間にわたることもあります[1]。

❀ 経管栄養患者の口腔内の特徴

口から食べていなければ口腔内は汚れていないだろうから、口腔ケアは必要ないと思われることがあります。しかし、経管栄養中の患者は、経口摂取ができない、または摂取量が少ないため、唾液の分泌機能が低下します。そのため口腔内が乾燥しやすく、舌苔や口臭が生じやすくなります。とくに、経鼻経管栄養法ではチューブが鼻を塞ぐことで、開口や口呼吸を起こす場合が多く、口腔粘膜からの水分が蒸発して重度の口腔乾燥に至ります。また、唾液による口腔内の自浄作用が低下し、カンジダ症や肺炎などの感染症の誘因にもなります（図1）。

❀ 口腔ケアのポイント

経管栄養中の患者の多くは摂食嚥下障害を有しており、意識障害や開口障害もある場合があります。口腔ケアを行うには以下の点がポイントになります。

経管栄養注入直後の口腔ケアは避ける

歯ブラシや口腔ケア用スポンジなどの機械的刺激により、嘔吐が誘発されることがあります。吐物の誤飲による窒息や誤嚥による誤嚥性肺炎を防ぐために、注入後は1～2時間あけて実施するようにします。

経鼻チューブが正常に留置されているか確認する

右の鼻孔から挿入されたチューブが食道の左側に入り、喉頭蓋上を斜走すると喉頭蓋の動きを妨げ、誤嚥を起こしやすくなります（図2）。

経鼻チューブに触れないよう注意する

チューブへの接触により絞扼反射を誘発して、吐気を催すことがあります。

保湿を心がける

口腔が乾燥した状態でブラッシングを行うと、歯肉や粘膜を傷つけることがあります（p38 Q11参照）。また、口腔や咽頭の乾燥があると吸引チューブがスムーズに挿入できず、喀痰や

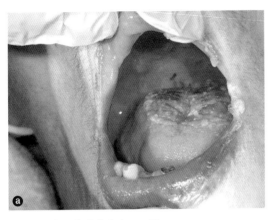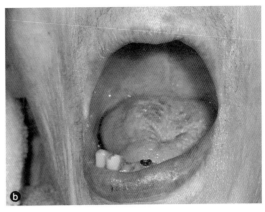

図1　経鼻経管栄養患者の口腔

ⓐ 口腔ケア前：口腔乾燥が進み、剥離上皮膜の堆積、喀痰の残留がみられる。
ⓑ 口腔ケア後：口腔保湿剤、歯ブラシ、口腔ケア用スポンジを使用して、剥離上皮膜、喀痰の除去を行った。

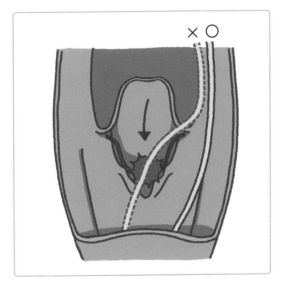

図2　経鼻チューブの留置のしかた

食道の断面は円ではなく、中央部が気管を避ける形でくぼんでいる。
○：チューブが喉頭蓋の動きを妨げない。
×：斜走するチューブは喉頭蓋の動きを妨げる。

分泌物の除去も困難になります[2]。

外部環境を調整する

　　室内の温度、湿度を定期的に測定して、湿度は 60% 前後に保つようにします。

経管栄養中に義歯はどうするか

　　ICU で意識レベルの低い患者は、再挿管の可能性を考慮して義歯は外しておきます。しかし、病状や意識レベルの回復により経口摂取回復の可能性がある場合は、義歯の有無や状態を

確認しておきます。義歯を外して保管する場合は、変形や破損を防ぐために水中に浸漬しておきます。一般病棟に入院している覚醒状態の良い患者については、経口摂取している患者と同様に装着します。

　唾液を安全に嚥下するには、しっかりと口を閉じて舌を口蓋に接触することで口腔内圧を高めることが必要です。そのためには義歯を装着して、噛み合わせたときに下顎の位置が安定することが重要です[3]。

■ 参考・引用文献
1) 石丸信一ほか. 経管栄養患者に対する口腔ケア. Nursing today. 24（1）, 2009, 87-92.
2) 石井良昌ほか. 歯科と経管栄養. 薬事. 47, 2012, 1801-5.
3) 岸本裕充. 人工呼吸器装着中の患者さんに必要な口腔ケア. 看護学雑誌. 70, 2006, 324-33.

II 症状・状態・疾患別にみた口腔ケア

Q 09 妊娠中の口腔ケアのポイントは？

▼

A 昔から「一子産めば一歯失う」といわれてきたように、妊娠中はう蝕や歯周病などの口腔内トラブルを起こしやすいことが知られています。その理由が歯のカルシウムが胎児にとられるからだと思っている人がいます。妊娠中はカルシウムの必要量は多くなるものの、母体の歯からカルシムが奪われることはありません。妊娠中の口腔内トラブルへの対策として各地方自治体で妊婦歯科健康診査を実施していますが、受診率はあまり高くないのが現状です。重度の歯周病は早産や低出生体重児出産を引き起こす可能性があり、口腔ケアの重要性を認識させるよう指導が必要です[1]。

❀妊娠中の口腔内環境の変化

妊娠初期はつわりのため、セルフケアがおろそかになりプラークの沈着が多くなります。加えて間食が増えます。プラークと、食物を頻回に摂取することで口腔内の pH が低下し、ムシ歯菌（ミュータンス菌）が活性化してう蝕になりやすくなります。また、唾液量が減ってしまう妊婦が一部にみられます。唾液が減ってしまうと、洗浄作用や抗菌作用が弱くなり、口腔内の細菌数が増えることにもつながります。さらに、一部の妊婦では唾液の酸性化（pH の低下）がみられることがあります。そうした変化でう蝕が生じやすくなると考えられます。また、妊娠中に増加するホルモンの影響で歯周病の原因菌が増殖しやすく、歯肉に浮腫や出血を起こしやすくなります[2]（図1、2 → p34）。

❀指導のポイント

妊産婦の歯科保健指導は、妊産婦保健指導の一部として不可欠です。口腔ケアについては、妊娠初期から、①正しいブラッシング方法、②歯間ブラシ、デンタルフロスを使用したプラークの除去、③唾液の分泌を促進するため食物をよく咀嚼すること、④歯科健診を受けることなどの指導を行います。よく問題になるのが、つわりの時期の口腔ケアです。口腔ケアを行うのが困難な場合は、①歯磨剤のにおいや味が合わないときは、使用せずにブラッシングする、②歯ブラシのヘッド（ブラシの部分）が小さいものを選ぶ、③歯ブラシを口に入れることもできないときは、デンタルリンスでうがいをするといった対応をします。歯痛、歯肉の腫れや出血、口臭がある場合は早期に歯科を受診するよう指導します。歯科治療に対する妊婦の不安も後述の内容を理解してもらい、取り除いていくことも忘れないようにします。

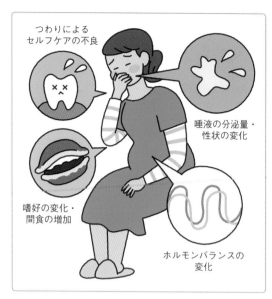

図1　妊娠中の口腔内トラブルの原因

つわりによる
セルフケアの不良

唾液の分泌量・
性状の変化

嗜好の変化・
間食の増加

ホルモンバランスの
変化

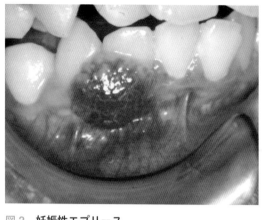

図2　妊娠性エプリース

妊婦にみられる歯肉から生じる有茎性の良性腫瘍。発症率は0.5％〜1.2％であるが、増大すると咀嚼や発音などの機能障害に加え、著しい出血を来す場合もある。

❈妊娠中の歯科治療

　妊娠前にう蝕や歯周病の治療を済ませて、炎症を起こしそうな智歯（親知らず）は抜歯して十分なセルフケアを身につけるのが理想です。しかし、現実は妊娠中に歯科治療を必要とするケースが少なくありません。妊娠初期は胎児への影響を考慮して、麻酔を使用した処置、抜歯などの外科的処置、投薬はなるべく避けます。また妊娠後期は、治療時の仰臥位低血圧、切迫早産のリスクがあるため、妊娠中期の5〜7カ月が積極的な歯科治療のタイミングです。この時期では、体調が良ければ抜歯も含めてほとんどの歯科治療ができます。

　X線検査、局所麻酔、投薬について胎児への影響を多くの妊婦が心配します。歯科用X線は、照射線量が少なく、腹部からも離れているため問題はありません。さらに防護エプロンを着けて、リスク・不安の軽減に努めます。局所麻酔も問題なく、麻酔なしで痛みを我慢するほうが大きなストレスとなるので危険です。投薬については100％安全な薬はありませんが、妊娠中期であればまず問題はありません。抗菌薬はセフェム系、マクロライド系、鎮痛剤はアセトアミノフェンがよく使用されます[3]。

■ 参考・引用文献
1) 宮川智幸. ちょっと気になる妊婦・胎児 母体編：妊娠中 歯が痛い，口臭がある. 周産期医学. 47（11），2017，1403-4.
2) 吉田和市. 徹底ガイド口腔ケア Q&A. 東京，総合医学社，2009，44-5.
3) 岸本裕充. よくわかる！口腔ケア. 東京，メヂカルフレンド社，2007，140-1.

Ⅱ 症状・状態・疾患別にみた口腔ケア

Q 10 気管挿管患者の口腔ケアの方法は？

A 挿管は意識がない患者や自力では呼吸できない患者に行われる処置です。気管チューブを留置し、人工呼吸器とつないで呼吸の補助や代替を行います。人工呼吸器を装着している挿管患者の肺炎発症率は、非挿管患者に比べ 6 ～ 20 倍にのぼると報告されています。この肺炎は VAP（Ventilator Associated Pneumonia：人工呼吸器関連肺炎）と呼ばれ、人工呼吸管理が行われている患者の合併症の中で最も重篤な感染症の 1 つです。一方、口腔ケアの実施によって VAP を発症するリスクを下げることも明らかになっています。

口腔ケアの準備

まず、安全に口腔ケアが行えるかどうか、バイタルサインを確認、意識レベルに応じた声かけを行います。口腔ケア中の誤嚥を防ぐため、患者の体位は 30 ～ 45°頭部挙上とします（図1）。頭部挙上が困難な場合は側臥位とし、麻痺がある患者では患側を上にします。次に、カフ圧計を使用して、適性なカフ圧（20 ～ 30cmH$_2$O）に調整します（図2）。30cmH$_2$O を超えた圧力にすると気道粘膜の虚血壊死を引き起こす危険因子となります。また、20cmH$_2$O 未満では VAP 発症の危険因子となります。

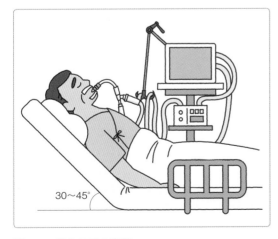

図1　口腔ケア時の姿勢

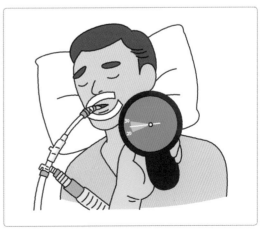

図2　カフ圧の測定

✿口腔ケアの手順[1]

・・・

顔拭き

　いきなり口唇や口腔に触れると、口を閉じて口腔ケアに拒否をしめすことがあります。ホットタオルやガーゼなどを用いて、口唇周囲および鼻孔を清掃します（図3）。これは、口腔周囲に付着した細菌を口腔内に持ち込むことを予防する目的と鼻腔の通気性の改善を図る目的があります。

ブラッシング

　口腔ケア用スポンジを水にひたし、絞ってから口腔内を湿らせます。口腔乾燥がみられる場合は、ここで口腔保湿剤を塗布します（図4）。口腔が乾燥した状態では汚れが落ちにくいだけでなく、粘膜を傷つけやすいので、保湿することが重要です。次に、洗口液を含んだ歯ブラシで、奥のほうから手前方向に、小刻みに弱い力でブラッシングをします。歯磨剤は使用しません（図5）。

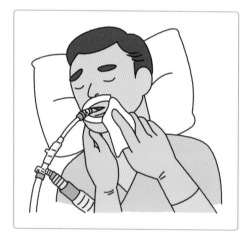

図3　顔拭き

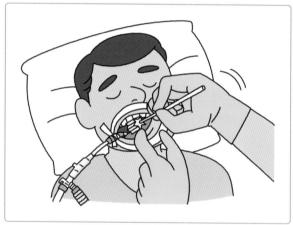

図4　ブラッシング前の保湿

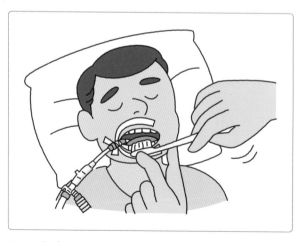

図5　歯ブラシによるブラッシング

粘膜清掃

ブラッシングを終えたら粘膜のケアを行います。口腔保湿剤によって軟化された剥離上皮膜や汚染物を口腔ケア用スポンジで、口腔の奥側から手前方向へと絡めとるように除去します。舌苔は、舌ブラシを用いて舌の後方から、前方へと撫でるように清掃します。その後、挿管チューブも後方から前方に口腔ケア用スポンジで清掃します。

汚染物の回収と保湿ケア

口腔ケアで除去した汚染物には、非常に多くの細菌が含まれているため、口腔ケア中も適宜吸引を行いますが、終了時には、さらに洗浄法または清拭法による回収を行います。

洗浄法では咽頭に洗浄液が流れ込まないように吸引しながら、歯の周囲を中心にシリンジで、1回に3～5mLずつ洗浄水を注入して洗浄します。洗浄法は、洗浄能力は高いのですが、頭部挙上や顔を横に向けるなどの体位が維持できない場合は避けます。清拭法では口腔ケア用ウエットティッシュを指に巻きつけて、口腔の奥の方から手前の方に向かって拭き取っていきます。汚染物の回収後は口唇や口腔に保湿剤を薄く塗布します[2]。

気管チューブの固定、位置確認

ケアが終わった後のテープ固定は、気管内チューブの固定の長さを確認して、正しい位置であること、チューブが動かないことを確認します。口腔内、カフ上部吸引を行ってから、体位とカフ圧を調整します[3]。

✿安全に行うために

挿管している患者の口腔ケアは、必ず実施者と介助者の2人で行います。介助者は、気管内チューブをしっかり保持しましょう。気管内チューブは固定を確実にしていないと位置がずれ、また患者の体動によって抜管する恐れもあり、呼吸状態の悪化を招きます。そして、口腔ケアが終わった後のテープ固定や体位、カフ圧の調整もダブルチェックするようにしましょう。

■ 参考・引用文献
1) 本庄智代. 口腔ケア. 呼吸器ケア. 16 (4), 2018, 13-8.
2) 松尾浩一郎. 人工呼吸器装着患者への口腔ケア. 難病と在宅ケア. 22 (2), 2016, 5-9.
3) 遊佐まゆみほか. シーン別危険予知トレーニング ①気管内挿管中の口腔ケア. BRAIN NURSING. 28 (2), 2012, 16-9.

口腔乾燥が進んだ患者の
口腔ケアの方法は？

▼

A 　唾液分泌量の減少や唾液蒸発量の過多による口腔乾燥症（ドライマウス）はう蝕や歯周病の増悪、義歯の不適合のほか、カンジダ症、摂食嚥下障害などを引き起こす要因となります。とくに要介護高齢者に多くみられ、口腔ケアが困難な場合も少なくありません。

口腔乾燥の原因・症状

　唾液分泌量が減少する原因には、糖尿病、薬の副作用、シェーグレン症候群、放射線障害、脳血管障害などがあります。また唾液の蒸発が増加する原因は開口や口呼吸です。症状としては口の中のネバネバ感、舌苔の増加、それに伴った口臭も現れます。重症化すると、舌の表面のヒビ割れ、その痛みによる摂食嚥下障害や発音障害も出現します。進行した口腔乾燥は経管栄養中や中心静脈管理中の患者さんに多くみられます。そのような場合は、栄養に関する検査データ（p104 Q38 参照）や水分量、栄養投与量を確認しながら口腔内の観察を行っていく必要があります[1]。

口腔乾燥への対応

原因療法

　口腔乾燥は原因をみつけて、その原因を取り除くことが基本です。例えば服用薬剤による唾液分泌低下が考えられる場合は、副作用の少ない薬剤への変更や減量が検討されます。しかし、対象となる疾患の治療のためには変更できないことが多いようです。

水分補給

　水分補給は十分に行う必要がありますが、過度の水分摂取は腎臓や心臓に負担をかけてしまうので、腎機能や心機能が低下している場合は適切な水分量を主治医と相談するようにしましょう。

唾液腺マッサージ

　高齢者、とくに経口摂取していないケースでは、口を動かすことが少なくなり唾液分泌量が減少します。口腔ケアの機会を利用して唾液腺マッサージを行い、唾液の分泌を促します（図1）[2]。

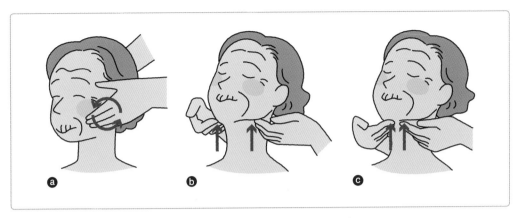

図1　受動的唾液腺マッサージ（自分でできない人に他者が行う方法）

ⓐ 耳下腺マッサージ：指の腹を上の奥歯の一番後ろあたりにしっかりあてて、後ろから前に円を描くように動かす。これを 10 回行う。

ⓑ 顎下腺マッサージ：人差し指と中指で、顎骨の内側のやわらかい部分を耳の下から前方に向かって 4〜5 カ所に分けてずらしながら、やや強く押し込むように力を加える。これを 5 回行う。

ⓒ 舌下線マッサージ：顎の先から 2cm ほど内側のやわらかいところを、左右の指をそろえて押し当て、ゆっくりと舌を突き上げるように押す。これを 10 回行う。

🍀 口腔保湿剤

　近年、口腔乾燥の緩和を目的に開発された口腔保湿剤（以下、保湿剤）が、よく使用されるようになりました。口腔ケアをスムーズに行うためのアイテムとしても注目され、多く製品が市販されています。なお、保湿剤と混同されやすい製品として、デンタルリンス（マウスウォッシュ、マウスリンス）があります（p64 Q22 参照）。デンタルリンスは保湿を目的としておらず、アルコールを含む製品もあるので、使用にあたり注意が必要です。

　保湿剤は剤形から、液状のリキッドタイプと粘性をもったジェルタイプとに分類されます。多くのメーカーが、リキッドタイプは口腔に直接スプレーする方法や洗口液と同様の使用を推奨しています。使い分けとしては、セルフケアが可能であればリキッドタイプの保湿剤が口腔内で広がりやすく、手軽に乾燥感を除去できるので使いやすいでしょう。自己管理が困難な場合や嚥下機能に問題がある場合は、保湿剤の誤嚥を防ぐためにも、看護・介護者によるジェルタイプの使用が望ましいと考えられます。

　口腔内の粘膜は代謝し、剥離した上皮は、通常であれば唾液や食物と共に飲み込まれることで処理されています。しかし、経口摂取が行われずに口を開いたままで口腔乾燥が起こると、代謝した剥離上皮は皮膜状に堆積します。これを剥離上皮膜といいます。無理に剥がし取ろうとすると、粘膜を傷めて出血してしまいます。このようなケースではジェルタイプの保湿剤の使用が効果的です（図2 → p40）。

　使用にあたっては手指やスポンジブラシに保湿剤を 1〜2cm とり、舌、舌の下の部分、口蓋、頬の粘膜、口唇の裏側の粘膜をマッサージするように塗布します。乾燥の程度にもよりますが、この状態のまま 2〜3 分すると、剥離上皮に保湿剤が浸透して、比較的安全に除去できるようになります。その後、通常の口腔ケアを行い、最後に保湿剤をふき取ります。

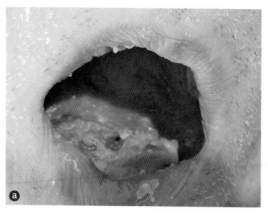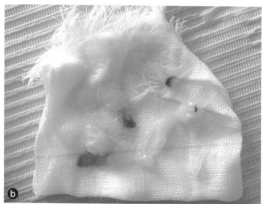

図2　口腔乾燥が進んだ患者にみられる剥離上皮膜
ⓐ 口腔粘膜に付着した剥離上皮膜、独特な口臭を伴う。
ⓑ 口腔保湿剤を使用して除去した剥離上皮膜。

　　閉口ができず口腔乾燥が進行したケースでは、保湿剤を塗布して、そのままにしておくと表面が乾燥して硬化していきます。乾燥・硬化した保湿剤を除去せずに、口腔ケアのたびに上塗りしてしまうと層がどんどん厚くなります。そうなってしまうと、汚れの除去が困難になるだけでなく、保湿剤の腐敗、それに伴う口臭などを招くので注意が必要です[3]。

❦ その他

　　開口や口呼吸により唾液蒸発量が過多となっている場合は、加湿器を使用して室内の湿度を上げることや、マスクの使用を検討します。

■ 参考・引用文献
　1) 都築智美. "口腔乾燥への対応は？". 今日からできる摂食・嚥下口腔ケア. 三鬼達人編著. 東京, 照林社, 2013, 76-7.
　2) 徳間みづほ. 唾液腺マッサージの実際. 老年歯科医学. 20 (4), 2006, 356-61.
　3) 廣瀬知二. 適切な口腔保湿剤の選択・使用方法. 難病と在宅ケア. 17 (10), 2012, 56-9.

Q 12 顎が外れやすい人の口腔ケアのポイントは？

▼

A 顎関節は関節靱帯、関節結節などにより過剰運動が制限されています。しかし、過度の力が加わると下顎頭が関節窩から外れ出て、正常な位置に戻らなくなることがあります。これが顎関節脱臼です。とくに高齢者では関節靱帯や筋肉の弛緩、関節結節の平坦化のため（図1）、あくびやくしゃみ、笑いなどで口を大きく開けたときに脱臼を生じ、その後習慣化することがあります。これを習慣性顎関節脱臼といいます[1]。また、認知症患者では、大声を発するときに力の加減ができず、過度の力が顎関節に加わって脱臼してしまうことがあります。

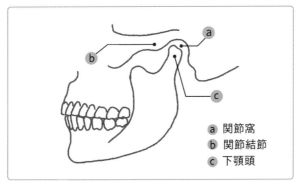

ⓐ 関節窩
ⓑ 関節結節
ⓒ 下顎頭

図1 顎関節の構造
高齢者、とくに歯がない患者では関節結節や下顎頭が吸収してなだらかになることで脱臼しやすくなる。

❀脱臼を見逃さない

脱臼した状態が長くなるほど整復が困難になるので、できるだけ早く発見して、処置を行うことが大切です。もしも脱臼が見過ごされて放置されると、関節靱帯が伸びた位置で固定されてしまい整復ができなくなってしまいます。見極めは、①開口状態のまま閉口できない、発語が不明瞭、咀嚼や嚥下が困難、②顔貌の変化（片側性では下顎正中部の健側への偏位、両側性では長顔貌）、③耳珠前方部の陥凹といった症状から判断します（図2 → p42）[2]。しかし、要介護高齢者、とくに歯のない患者ではこれらの症状が不明確なケースが少なくありません。さらに嚥下困難で流動食のみ食べている人であれば、発見が困難になるばかりか、気づかずにそのまま摂食させて、誤嚥を引き起こすことになりかねません[3]。

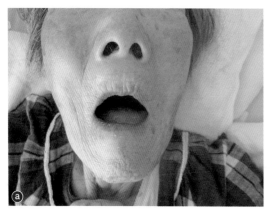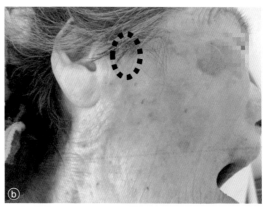

図2　両側性顎関節脱臼
ⓐ 面長な顔貌を呈する。閉口ができなくなり、嚥下困難となる。
ⓑ 耳珠前方に陥凹がみられる。

文献 2) p149 より転載。

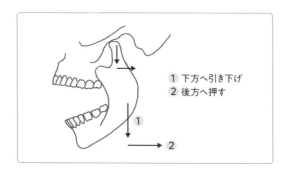

　① 下方へ引き下げ
　② 後方へ押す

図3　顎関節脱臼の徒手整復（ヒポクラテス法）
両手の拇指を下顎の臼歯に置き、他の4指を使って下顎をしっかりと把持し、下方に押し下げ、次いで後方に押します。

❀整復とその後の固定

　　習慣性の場合は、自分で整復（自力整復）が可能な場合があります。自力整復が困難な場合は無理をせずに、歯科医師、医師の診察を受けましょう。脱臼しても早期であれば十分に徒手整復できる可能性があります（図3）。
　　整復した後も、脱臼した関節内の軟組織が損傷しているため、治癒を促すため数日から数週間は大きく口を開けないように指導し、必要に応じて大きく開口できないように、弾性包帯やバンテージ、チンキャップによる固定を行います。栄養摂取の問題もあるので、開口制限、固定期間については歯科医師、医師と相談しましょう。

❀口腔ケアの行いかた

　　大きく開口しないよう前歯部で20mm ぐらいに開口をとどめて口腔ケアを行います。ブラッシングには植毛部が小さい小児用の歯ブラシを使用すると無理な開口をせずに進めること

ができます。また、嘔吐反射による開口で脱臼を再発させないように、軟口蓋や舌後方のケア
は慎重に行うようにします。

　また、脱臼を起こしやすい患者は、日頃から口を開けたときに顎がガクガクして安定しない
傾向がみられます。そのようなときは開口保持器（p26 図3 参照）を噛んでもらうようにす
ると落ち着く場合が多いようです。そうすると歯ブラシを挿入するスペースができて口腔ケア
がしやすくなります。その場合も過度に開口すると脱臼しやすくなるので注意します[4]。

■ 参考・引用文献
1) 野口 誠ほか. "顎が外れやすい人がいますが，外れた場合はどうしたらよいですか". 口腔ケアの ABC：QOL のためのポ
イント 110. 河合 幹ほか編. 東京, 医歯薬出版, 1999, 236-7.
2) 廣瀬知二ほか. 地域でよくみられる口腔疾患. 地域リハビリテーション. 12 (2), 2017, 149.
3) 枝広あや子. "顎が外れている・外れやすい人のケアで気をつけるポイントは？". 口腔ケアの疑問解決 Q&A. 渡邊裕編.
東京, 学研メディカル秀潤社, 2013, 46-9.
4) 関根義朗. 顎関節が脱臼しやすい患者の口腔ケアと食事支援. 臨床看護. 29 (4), 2003, 509-12.

Q 13 嘔吐反射が強い患者の口腔ケアの方法は？

▼

A 舌根部、咽頭部後壁、口蓋扁桃部などの刺激により誘発される反射（吐気、むかつき）を絞扼反射（催吐反射）といいます（図1）。本来これは有害な物質の侵入を阻止するための防御反射なのですが、反応が強い場合には口腔ケアの障害になります。絞扼反射と嘔吐反射は正確には区別されるものですが、本書では絞扼反射を一般的に使われている「嘔吐反射」と表現します。口腔ケアの際に生じてしまう嘔吐反射への対応について紹介します。

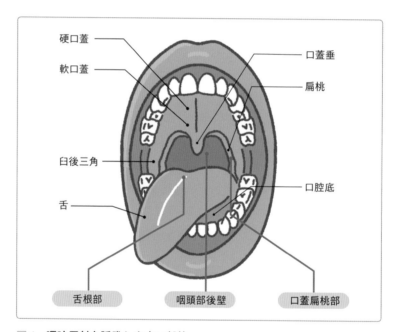

図1　嘔吐反射を誘発しやすい部位
とくに舌根部、咽頭部後壁、口蓋扁桃部は好発部位。

❈口腔ケアの前準備

　　嘔吐反射の原因として心理的な要因が強い場合があります。まず不安や緊張を和らげることが大切です。術者が落ち着いた声で話かける、部屋の明るさを調整するなど、患者ができるだけリラックスできる環境を整えます。次に、実際に嘔吐する可能性を考慮して、吐瀉物を誤嚥しないように、基本的に右側臥位として30°以上ヘッドアップします。膝を少し曲げると腹部の緊張をとることができます。可能であれば、頸部に枕などをあてて頭部を前屈させます。しかし過度の前屈姿勢は、咽喉が押されて咽頭への刺激になるので注意します。

口腔ケアの進めかた

　突然に口腔に触れるのではなく、腕や肩などの末梢から、口の周囲、口唇と少しずつ口腔に触れるようにします。また、口呼吸は嘔吐反射を助長します。鼻呼吸が可能であれば、口腔ケア中は鼻呼吸をするよう勧めます。

　歯ブラシはヘッドの小さい歯ブラシを選択します。歯磨剤は臭いや発泡による刺激が嘔吐を誘発するので避けたほうが良い場合があります。そして歯ブラシを使うときは前方から徐々に奥のほうに進めるようにします。とくに舌根や咽頭、口蓋に触れないように注意します。舌を押すことや大開口させることも嘔吐を誘発することがあるので開口量は必要限にとどめるようにしましょう。

　嘔吐反射は患者にとって苦痛であるので、汚れが強い場合でも、1回の口腔ケアの時間は長くかけ過ぎずに、数回、数日かけて除去するように心がけましょう。

もし嘔吐したら

　まず落ち着いて、吐瀉物が気管内に吸引されないように、吐き切るように誘導します。座位で口腔ケア中に嘔吐した場合は、腰を深く曲げて、頸部を前屈させます。

　臥位の場合は前述したように、あらかじめ側臥位で口腔ケアを行います。仰臥位での嘔吐は、吐瀉物による窒息が生じやすいので避けます。

■ 参考・引用文献
1）辻岡良輔. ベッドサイドの困った解決術 ⑪嘔吐反射が強い患者さん. BRAIN NURSING. 33（11）, 2017, 1006-9.
2）合原 愛. "嘔吐が続く患者のため口腔ケアがなかなかできません. 有効なケア方法や時間帯などはありますか？". 口腔ケアの疑問解決 Q&A. 渡邊 裕編, 東京, 学研メディカル秀潤社, 2013, 43-5.
3）上田耕一郎. "嘔吐反射の強い患者さんの口腔ケア法を教えてください". 徹底ガイド口腔ケア Q&A. 吉田和市編, 東京, 総合医学社, 2009, 54-5.

Q 14 がん終末期患者の口腔ケアの方法は？

▼

A　がんが進行した段階、すなわち緩和ケアを必要とする患者は、全身状態の悪化に加え、セルフケアが困難となるため、口腔にさまざまなトラブルが起こりやすくなります。

　一般的に行われる口腔ケアは、誤嚥性肺炎や摂食嚥下機能の回復の意味合いが強いのに対して、終末期の場合は、口腔に生じる不快症状（口腔乾燥、感染、口内炎）を緩和し、最後まで口から食べられるように口腔を清潔に保ち、口腔機能維持すること、また口臭を軽減して家族との会話がスムーズに行えるようにすることに重点が置かれます。

❀口腔ケアの実際

　口腔ケアにより誤嚥を誘発しないよう、患者の意識レベル、経口摂取の有無を確認します。ベッドのリクライニングは30°とし、頭部を枕などで軽く前屈させます。体位の維持が困難な場合は水平位で行いますが、その際は水を誤嚥する可能性が高いので、うがいは行わないようにします。

　終末期の症状として、口腔乾燥がみられることが多くあります。口腔ケアの開始前には、保湿剤を使って口唇と口腔全体を保湿します。保湿なしに口腔ケアを始めると、口角が切れやすく、また粘膜のケアで疼痛を引き起こすことがあるので忘れないようにします[1]。

　歯の清掃は基本的に歯ブラシを使います。粘膜が脆弱化して疼痛が起きやすい場合は、毛先がやわらかいものを使用します。頬、粘膜に炎症がある場合はヘッドの小さい歯ブラシやタフトブラシを使うほうが良いでしょう。このとき、あとでうがいをしなくてもよいように、歯磨剤は原則として使用しません。歯ブラシを水で湿らせて歯面を清掃します。

　粘膜のケアは、口腔ケア用スポンジを使用します。舌苔（ぜったい）は口腔ケア用スポンジかやわらかめの歯ブラシを使って、舌の後方から前方に向かって除去します。厚い舌苔の付着は、口臭や味覚低下の原因になるので丁寧に行います。

　がん終末期は免疫の低下に伴いカンジダ症やウイルス（単純ヘルペス、帯状疱疹）感染、歯周病の急性化などを生じることがあるので、口腔ケアにあたっては歯肉や粘膜の状態をよく注意して観察します[2]。

❀口臭の対策

　がん終末期医療では口臭への対処に苦慮することが少なくありません。とくに口腔内のがん

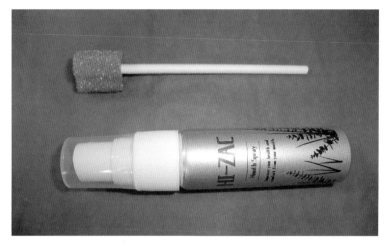

**図1　終末期の口腔ケアに使用する口腔ケア用スポンジと塩化亜鉛配合液
体歯磨剤**
ハイザック® スプレー：ビーブランド・メディコーデンタル。

（口腔がん、他臓器がんの口腔内転移）の増殖、壊死による臭気は患者自身が不快なだけでな
く部屋中が臭うため、家族や医療者にとっても深刻な問題となります。腫瘍部から出血させな
いように、愛護的に口腔ケアを行う必要がありますが、それだけでは口臭に十分な対処ができ
ません。

　口腔内のがんから発生する臭気はバクテロイデスやペプトストレプトコッカスなどの嫌気性
菌の感染が関与しているといわれています。そのため、クリダマイシン（ダラシン S®：ファ
イザー）やメトロニタゾール（フラジール®：塩野義製薬）といった嫌気性菌に有効な抗菌薬
の投与により、臭気が改善できることがあります。筆者は、口腔ケアだけでは口臭の改善が難
しい症例に対して、看護師による日々の口腔ケア、歯科衛生士による週1回の口腔衛生処置
を実施した上で、塩化亜鉛配合液体歯磨剤のスプレー（ハイザック® スプレー：ビーブラン
ド・メディコーデンタル）を1日3回使用するよう指導して改善を図っています（図1）。塩
化亜鉛は、口臭の原因物質の VSC（Volatile Sulfur Compounds：揮発性硫化物）と亜鉛が
結合することにより VSC を抑制するといわれています[3]。

■ **参考・引用文献**
1) 上野尚雄ほか. 口臭のメカニズムとケアの選択. がん患者と対症療法. 19（2）, 2008, 110-5.
2) 神部芳則. "終末期の口腔ケア". がん患者さんの口腔ケアをはじめましょう. 槻木恵一ほか編著. 東京, 学建書院,
2013, 79-82.
3) 廣瀬知二. がん終末期の口臭に対する塩化亜鉛配合液体歯磨剤の使用. 北海道医療大学歯学雑誌. 38（2）, 2019, 61.

Q 15 脳性麻痺患者の口腔ケアの方法は？

▼

A 　脳性麻痺患者は、指示に従っての開閉口が困難なことが多く、口腔ケアの刺激に過敏に反応したり、筋の緊張や不随意運動により過度に開口したり、また急に閉口することもよくあります。そのため、口腔ケアの介入にあたっては過敏や緊張に対する対応が必要となります。

❀過敏に対する対応

　口腔に接触する指や歯ブラシなどの触覚刺激に過敏に反応して口腔ケアを拒否する場合があります。対応としては、口腔より遠い部位から近い部分へ刺激を与えていく脱感作を行います（図1）。脱感作は、始める前に、これから何をするのか、どこを触るのかを声かけしてから始

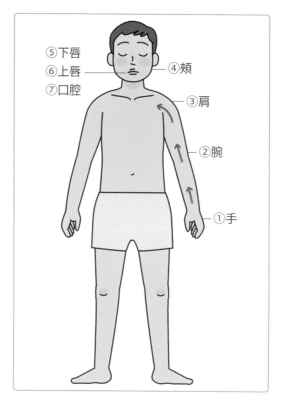

⑤下唇
⑥上唇
⑦口腔
④頰
③肩
②腕
①手

図1　脱感作の順序
手→腕→肩→頰→下唇→上唇→口腔の順に圧迫するように指をあてる。10〜20秒あてて、緊張が抜けたところで手を放す。

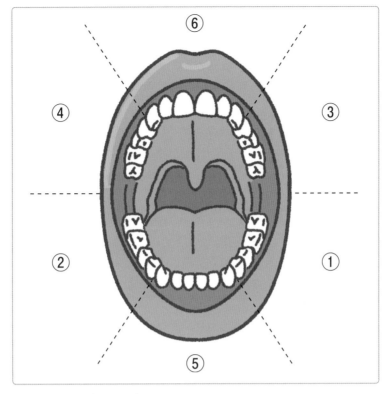

図2　口腔内脱感作の順序
下顎臼歯（①②）→上顎臼歯（③④）→下顎前歯（⑤）→上顎前歯（⑥）の順で、指は
動かさずに一定の圧を加える。

文献1）を参考に作成。

めます。

　口腔内の過敏に対しては、指当てによる脱感作が有効です。人差し指を口腔内へゆっくりと
挿入して、指の腹を歯肉にあてます。あてた指は口唇や頬の緊張がやわらぐまで動かさずに一
定の圧を加えます（図2）。指の感触に慣れてきたらやわらかめの歯ブラシを使って、指によ
る脱感作と同様に歯ブラシの感触に慣れるようにします。

緊張性の反射を抑制する体位

　頸部から体幹の反り返りやねじれを伴う緊張性の反射は、呼吸障害や誤嚥を引き起こすこと
があります。このような場合、ボバースの反射抑制体位と呼ばれる姿勢をとることで、筋の過
緊張が抑制され不随意運動が出にくくなります（図3 → p50）。異常な運動によるリスクを低
くするほか、口腔ケア中の苦痛も軽減できます。

口腔ケア時の注意

　脳性麻痺患者は舌突出癖により歯並びが乱れていることが多く、通常の歯ブラシでは届きに

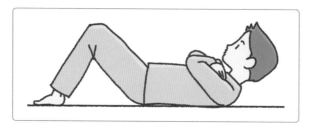

図3 ボバースの反射抑制体位
頭部と肩、肩甲骨を前屈させ、股関節と膝関節を曲げて身体を丸める
ようにすると筋緊張が緩和される。

文献1) を参考に作成。

くいためタフトブラシ、デンタルフロスを適宜併用します。また、口蓋が深くくぼんだ患者が
多く、そこに汚れが堆積していることがあります。湿らせた口腔ケア用スポンジを使って誤嚥
させないように慎重に除去します。口腔ケア中は唾液の分泌量が増えます。嚥下障害により、
唾液や水を誤嚥する可能性が高い場合は吸引を行いながら実施します[2]。

■ 参考・引用文献
1) 森下志穂. "脳性麻痺患者で緊張・不随運動が強い場合は, どのように口腔ケアをすればよいですか？". 口腔ケアの疑問
解決 Q&A. 渡邊 裕編. 東京, 学研メディカル秀潤社, 2013, 106-7.
2) 綿引美香. "脳性麻痺などの重度障がい児への口腔ケアでは, とくにどのようなことに注意して行えばよいのですか？".
口腔ケアの疑問解決 Q&A. 渡邊 裕編. 東京, 学研メディカル秀潤社, 2013, 133-8.

II 症状・状態・疾患別にみた口腔ケア

Q 16 ぜんそく、COPD の吸入薬使用患者の 口腔ケアの注意点は？

▼

A 　現在、ぜんそく、COPD（Chronic Obstructive Pulmonary Disease：慢性閉塞性肺疾患）に対して、ステロイド薬や気管支拡張薬の吸入療法を中心とした治療が広く行われています。吸入療法は薬剤が直接気道に到達するため、薬剤量が少なくて済むことに加え、薬剤が気道から血中に吸収されにくいよう工夫されているので、血液を介した副作用が起こりにくい特徴があります。

🦷 吸入器の使いかた

　吸入器にはさまざまな形態のものがありますが、吸入方法としてはオープンマウス法、クローズドマウス法の 2 つに大別されます（図 1）。オープンマウス法では上顎義歯が開口すると落下するような状態では、十分な吸入を行うことができません。また、クローズドマウス法の場合、前歯の欠損や義歯の不適合により吸入口をくわえることができないと吸入が不十分になります [1]。

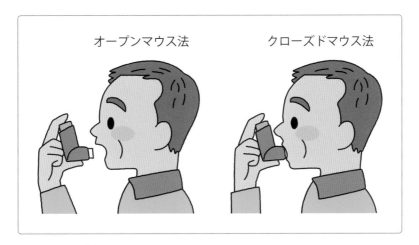

図 1　吸入の方法
・オープンマウス法は口から 3 〜 4cm のところに吸入器をかまえて、息を吸い始めると同時に吸入薬を 1 回噴霧して深く吸い込む方法。
・クローズドマウス法は吸入口を軽くくわえて、息を吸い始めると同時に吸入薬を 1 回噴霧して深く吸い込む方法。
・いずれの方法も、歯の状態や義歯の適合状態により適切な吸入ができないことがある。

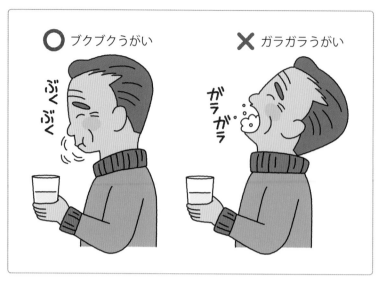

図2　うがいの方法
・ブクブクうがいは口を閉じて頬を動かすので、口腔周囲の筋肉も鍛えられる。
・上を向いて行うガラガラうがいは、高齢者の場合、誤嚥の危険がある。

❀吸入器を使用するときの口腔ケア

　ステロイド吸入の副作用の1つに、口腔カンジダ症があります。吸入薬は手技に問題がなくても、80.4%の薬剤が口腔内に残留します。しかし、うがいを2回することで残留した薬剤の90%以上を除去することができます[2]。吸入後のうがいは必ず行うようにします。その際、高齢者は上を向いてうがいをすると誤嚥の危険があるので、ブクブクうがいをするよう指導しましょう（図2）。また、吸入する前に口を湿らせておくほうが、うがいによる除去を効果的に行うことができます。吸入は口腔ケアの前に行い、口腔ケア時のうがいで残留した薬剤を除去するのを習慣とするのも1つの方法です。

■ 参考・引用文献
1）廣瀬知二ほか．歯科訪問診療のやりがい　よもやま話。義歯と薬剤．QDT，45（2）2020，66-7．
2）山田安彦ほか．プロピオン酸ベクロメタゾンの定量噴霧式吸入剤使用後の口腔内付着薬物の除去に及ぼす含嗽の効果．薬學雜誌，119（6），1999，436-43．

Ⅱ 症状・状態・疾患別にみた口腔ケア

Q 17 口腔粘膜炎と口内炎は同様の口腔ケアで対応してよいでしょうか？

▼

A 　口腔粘膜炎は、がん治療時に口腔粘膜に発症する紅斑・萎縮・びらん・潰瘍性病変です[1]（図1）。一方、日常の臨床でよく遭遇する口内炎は、口腔粘膜の一般的炎症症状を指しています。口腔粘膜炎と口内炎は、原因や病態が異なるため区別されています。

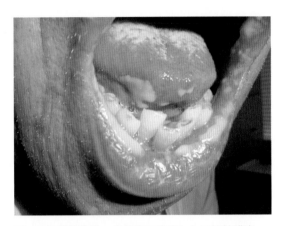

図1　化学療法後、広範囲に発症した口腔粘膜炎
口腔粘膜炎が口唇・頬・舌に広がると強い疼痛により食べ物ばかりでなく、水などの液体をとることも困難になる。この状態が続くと栄養状態が悪化する。
文献2）p142より転載。

口腔粘膜炎とは？

　口腔粘膜炎はがん治療時の発生頻度の高い有害事象の1つで、強い痛みを伴い食事摂取や会話を阻害するため患者のQOLを低下させ、闘病意欲を減退させてしまいます。さらに、感染源となって敗血症のような感染症を起こし、がん治療の完遂を妨げ、治療予後にも悪影響を与えることがあります。

　口腔粘膜炎の確立した治療法は現在のところありません。そのため口腔粘膜炎をいかに予防するか、そして症状をいかに軽減させるかが対応の鍵となります。

口腔粘膜炎への口腔ケア

　口腔粘膜炎の予防に最も有効なのは口腔ケアです。口腔清掃の指導だけではなく、歯科を受診して口腔衛生処置（歯石除去、歯面清掃）を、化学療法や放射線治療の前に済ませておくこ

表1 口腔粘膜炎の Grade と介入・疼痛コントロールのポイント

口腔粘膜炎のグレード （CTCAE 5.0-JCOG ＊）		介入・疼痛コントロールのポイント
Grade 1	症状がない、または軽度の症状；治療を要さない	【口腔ケア】 症状がない時期から含嗽開始。通常の歯磨きが可能、義歯装着可能。 口腔ケアの必要性と方法の説明。セルフケアができているかの確認。
Grade 2	経口摂取に支障がない中等度の疼痛または潰瘍；食事の変更を要する	【口腔ケア】 歯ブラシは小さいものを使用し、歯肉や頬粘膜にはあまり強くあてないよう指導する。 【疼痛コントロール】 含嗽剤を局麻剤を含有したものに変更する。疼痛時には鎮痛剤も開始する。
Grade 3	高度の疼痛；経口摂取に支障がある	【口腔ケア】 開口するだけでも疼痛がみられ、セルフケアはほとんど不可能となる。 義歯は粘膜を傷めるため装着しない。一本磨き用の歯ブラシを用いて、歯面を中心としたケアを行う。疼痛が強い粘膜部分には口腔ケア用スポンジは使用しない。 【疼痛コントロール】 オピオイド鎮痛剤を使用することもある。
Grade 4	生命を脅かす；緊急処置を要する	
Grade 5	死亡	

＊有害事象共通用語規準 v5.0 日本語訳 JCOG 版より引用および文献 3）、4）を参考に作成。

とが推奨されます。

　発症後は、口腔内清潔保持、口腔内保湿、疼痛コントロールを基本とする対症療法が主体となります。発症後も口腔ケアを継続することが重要ですが、疼痛に応じた介入が必要になります（表1）。

　口腔粘膜炎は、口腔カンジダ症やウイルス性口内炎を併発することがあります。ステロイド軟膏の使用は、これらの症状を増悪するので漫然と使用するべきではありません。

■ 参考・引用文献
1) 廣瀬知二. がん化学療法による口腔粘膜炎のケアポイント〜歯科医の視点から〜. YORi-SOU がんナーシング. 9 (1), 2019, 52-3.
2) 廣瀬知二. 口腔粘膜炎入門. デンタルハイジーン. 39 (2), 2019, 142.
3) 石井良昌ほか. 化学療法患者の口腔粘膜炎と食べられる口づくり・口腔ケア. ヒューマンニュートリション. 28, 2014, 47-52.
4) 大田洋二郎. 副作用対策のコツとピットフォール 口腔粘膜炎. 外来癌化学療法. 3 (3), 2012, 183-5.

Ⅱ 症状・状態・疾患別にみた口腔ケア

Q 18 インプラントが埋入された患者の口腔ケアで注意すべきことは？

▼

A 歯がなくなった部分にインプラントが使用され始めて 40 年以上が経過しました。この治療は従来の義歯よりも快適に食事ができるメリットがあります。デメリットとして、インプラントは人工の歯根を顎骨に埋め込んでいるため歯肉とは結合していません。そのため天然の歯と比べて歯周病菌に感染しやすい特徴があり、定期的なメンテナンスを歯科で受けることが必要です。それゆえ、インプラント治療は基本的に通院可能な健康な人を対象にしています。しかし近年はインプラント治療を受けた方が高齢となって、要介護状態となりトラブルを生じるケースが増えています。

✿ インプラントの構造

インプラントにはさまざまな種類があり、その種類によって形状も異なります。現在主流となっているのは、顎骨に埋め込む金属の部分「フィクスチャー（インプラント体）」、クラウンなどの被せものの部分「上部構造」、そして、その 2 つをつなぐ土台の役割をする「アバットメント（連結部）」からなるものです（図 1）。上部構造についてはクラウンを固定するタイプとインプラントを利用して、取り外しの義歯を装着するタイプがあります（図 2 → p56）。

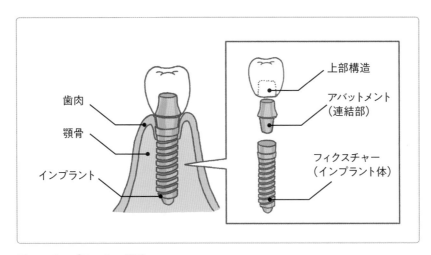

歯肉
顎骨
インプラント

上部構造
アバットメント
（連結部）
フィクスチャー
（インプラント体）

図1　インプラントの構造

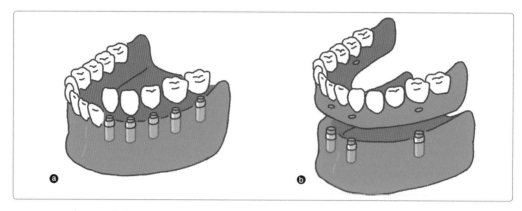

図2　インプラント治療の種類
ⓐ インプラントとクラウンにより機能を回復する。
ⓑ インプラントにより義歯を支える治療。

💮要介護高齢者にみられる事例

　　要介護状態になると、口腔のセルフケアが十分にできなくなります。また、インプラント治療を受けたことも忘れ去られ、介護者もインプラントの存在に気づかずに過ごされているケースが少なくありません。その結果インプラントの周囲が炎症を起こしたり、フィクスチャーや上部構造が破損・脱落したりして誤飲・誤嚥を起こすことがあります（図3）。

💮インプラント患者の口腔ケア

　　通院が可能であれば、インプラント治療を受けた歯科医療機関で定期的にメンテナンスを行ってもらい、口腔ケアの方法についても指導を受けましょう。通院が困難な場合は訪問診療が可能な歯科医が対応することになりますが、その際は、インプラントに関する情報を引き継

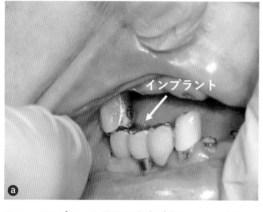
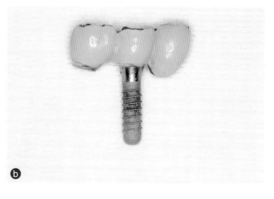

図3　インプラント周囲の炎症が進みフィクスチャーごと脱落した症例（90歳代女性、アルツハイマー型認知症にて在宅療養中）
ⓐ インプラント周囲の骨が吸収して、フィクスチャーのねじ状の部分が露出している。
ⓑ 脱落したインプラント。

いでもらう必要があります。

　一般的な注意として、歯に比べてインプラントは周囲の歯肉が傷つきやすいため、やわらかめの歯ブラシを選ぶようにしましょう。ブラッシングは歯肉とインプラントの境目に汚れが残らないように注意して行います。また、顆粒状の研磨材が入った歯磨剤は歯肉とインプラントの間に顆粒がはさまってしまうことがあるので使用を避けるようにしましょう[1]。要介護者のインプラントのトラブルに関しては、まだ十分な体制にないのが現状です[2]。したがって、十分な日常の口腔ケアに加え、歯科医療者による定期的な管理が大切です。

■ 参考・引用文献
 1) 斎藤拓実ほか. 知っておきたいインプラントの知識とケア. おはよう21. 27（1）, 2016, 72-5.
 2) 佐藤裕二ほか. インプラント施行高齢患者で注意すべき点を教えてください. Geriatric Medicine. 53（11）, 2015, 1183-6.

Q 19 適切な歯ブラシの選びかたは？

▼

A 当然のことですが、歯を磨くには歯ブラシを使用します。口腔ケア用スポンジやガーゼだけでは十分な歯の清掃はできません。歯が残っている人の口腔ケアには歯ブラシが必須のアイテムです。ドラッグストアやホームセンターではいろいろな種類のものが販売されています。多様な歯ブラシから個々にあったものを選ぶことができる反面、口腔ケアの現場ではどれを選んだらよいか迷うことになります。

❋選択のポイント

歯ブラシのヘッド（ブラシの植毛部分）は（図1）、小さいほうが細かいところまであてやすいのですが、歯がたくさん残っている人にはあまり小さいと、効率が悪くなってしまいます。ヘッドの長さが20〜25mm、幅10mm程度のものが使いやすいでしょう。そして毛のかたさはやわらかいもので、ナイロン製が無難です。毛のかたさはやわらかいほうが、奥歯や狭いところを磨くときにしなって便利です（図2）。また、歯肉や粘膜を傷つけることが少なくなることに加え、ブラシをあてることでの痛みも軽減します。そのほかのポイントとしては、衛生管理上洗浄しやすく乾燥しやすいもの、ハンドルやネックがたわむことなく、持ちやすいものがおすすめです[1、2]。

❋補助的に使用する歯ブラシ

タフトブラシ

毛束が1つのヘッドの小さな歯ブラシです。普通の歯ブラシでは毛先が届きにくいところの清掃に適しています。磨き残しやすい「歯と歯の間」や「歯と歯肉の境目」のプラークを効率よく除去することができます（図3）。タフトブラシですべての歯を磨くのは効率が悪いので、最初は普通の歯ブラシで磨き、その後追加して使用します[3]。

歯間ブラシ

歯と歯の間を磨くときに使用するブラシです。人によって、また部位によって歯と歯の間隙（かんげき）の大きさは異なります。歯間ブラシも種々のサイズのものが市販されています。間隙の大きさに対して細い毛先の歯間ブラシでは効果が低下します。逆に間隙に対して大きな毛先では歯肉を傷つけてしまいます。挿入したときに、少しきついと感じたらワンサイズ小さなものにします。選択に迷う場合は歯科医師、歯科衛生士に相談しましょう。

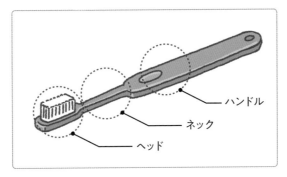

図1　歯ブラシの各部の名称

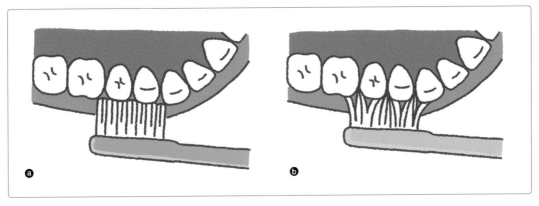

図2　**毛がやわらかい歯ブラシのほうが動かしやすく、狭いところも磨きやすい**

ⓐ かたい歯ブラシ。
ⓑ やわらかい歯ブラシ。

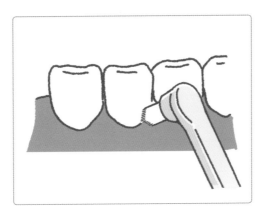

図3　**タフトブラシ**
歯と歯の間、歯肉との境目、奥歯の裏側、歯並びのよくない部分など毛先が届きにくいところの清掃に適している。

■ 参考・引用文献
1) 中垣晴男．歯ブラシの選び方を教えてください．口腔ケア Q&A 口からはじまるクオリティライフ．施設口腔保健研究会ほか監修．東京，中央法規出版，1996，50-1．
2) 阪口英夫．楽しく知ろう！口腔ケア：第4回 口腔ケアに使用する歯ブラシのお話．おはよう21．26（4），2015，42-3．
3) 占部秀徳ほか．"歯の清掃要員"．デンタルハイジーン特別冊子 口腔ケア用品の選択と使用．廣瀬知二編．37（12），2017，5-14．

Q 20 歯磨剤選びのポイントは？

▼

A 歯磨剤は、歯ブラシと併用して口腔清掃に使いますが、清掃の主役は歯ブラシで、補助的役割を担っていると考えたほうが良いでしょう。使用するのはブクブクうがいができる人限定です。なぜなら、できない人は誤嚥のリスクが高いからです。また、歯磨剤を使うと、清掃が不十分でも清涼感が得られるため、口腔ケアには使わないほうが良いという意見も強くあります。

✿歯磨剤の効果と選びかた

現在市販されている歯磨剤は、ペースト状（チューブ入り練り歯磨き）が主流です。

製品によって、①う蝕や歯周病の原因となるプラーク（歯垢）を除去する、②歯質を強化する、③歯肉の健康を保つ、④口臭を防ぐ、⑤歯についた茶渋のようなステイン（着色）をとる、⑥知覚過敏を防ぐ、⑦清涼感を得るなどの目的をもっています。

基本的には清掃効果を期待したものですので、使用者の口腔の状態によって好みで選択してよいでしょう。まれに歯磨剤が舌痛症（舌にピリピリ、ヒリヒリした痛みを訴える）の原因となることがあります。使用して合わないと感じたら、すぐに使用を中止しましょう。

✿根面う蝕を予防する歯磨剤

要介護状態となって、口腔のセルフケアが十分にできなくなった高齢者に特徴的にみられるのが根面う蝕です。これは文字通り歯根部にできるう蝕です（図1、2）。主な原因は歯根が歯肉から露出することです。健康な状態では歯根は歯肉に覆われています。しかし、歯周病や加齢によって歯肉が下がると、そこにプラーク（歯垢）が沈着してう蝕になります[1]。根面う蝕は自覚症状が乏しく、歯冠が折れて気が付くというケースも少なくありません。

根面う蝕の予防として注目されているのがフッ素含有歯磨剤です[2]。「フッ素によるう蝕予防は子どものためのもの」というイメージをもっている方がいらっしゃいますが、成人にも有効です。2017年に薬用歯磨剤のフッ素濃度の上限が、従来の1,000ppmから1,500ppm（0.15%）になりました。濃度が500ppm高くなると6%う蝕予防効果が上昇するといわれており[3]、これからの根面う蝕を主とした成人のう蝕予防に、適切に使用されることが望まれます。

注意すべき点は、フッ素の配合量が1,000ppmを超える歯磨剤は、成人のう蝕予防を目的

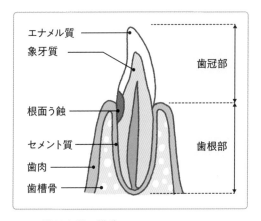

図1　根面う蝕の構造

エナメル質
象牙質
歯冠部
根面う蝕
セメント質
歯根部
歯肉
歯槽骨

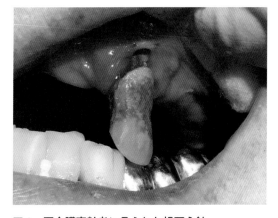

図2　要介護高齢者に見られた根面う蝕

文献4) p34 より転載。

としているということです。①6歳未満の子どもには使用を控える、②6歳未満の子どもの手の届かないところに保管します。子ども用としてはフッ素配合量が950ppm、500ppm、100ppm の製品が販売されています。

■ 参考・引用文献
1) 日本歯科衛生士会　病院・診療所委員会. 大人のむし歯　根面う蝕（歯の根っこのむし歯）. 歯科衛生だより. 43, 2018, 6-7.
2) 眞木吉信. フッ素濃度 1,500ppm を上限とする歯磨剤が日本ではじめて承認される. デンタルハイジーン. 37（6）, 2017, 660-1.
3) Jensen ME et al. The effect of a fluoridated dentifrice on root and coronal caries in an older adult population. J Am Dent Assoc. 117（7）, 1988, 829-32.
4) 廣瀬知二. 在宅ケアの一環として歯科訪問診療―その現状と展望. 難病と在宅ケア. 26（7）, 2020, 34.

Q21 口腔ケアにイソジン® ガーグルは使用すべきですか？

▼

A 　口腔ケアの手法として、かつては歯ブラシを使用してブラッシングした後、吸引しながらシリンジで口腔内に水を流し入れて洗浄する方法が行われていました。そして、洗浄には水以外にイソジン® ガーグルや緑茶、レモン水がしばしば使用されていました[1]。近年口腔ケアに関しての研究が進み、その方法や使用する用品も変遷しています。イソジン® ガーグルを日常的に使用する口腔ケアは、現在では一般的ではありません。

✿ イソジン® ガーグルの特徴

　イソジン® ガーグルの商品名で知られるポビドンヨード系の含嗽剤は、口腔内のほとんどすべての細菌に対して強い殺菌作用を示します。しかし、汚染物には浸透しにくく、たんぱく成分があると消毒効果が失活します（図1）。そのため、バイオフィルムであるプラークや舌苔への効果はあまり期待できません。口腔ケアで、歯や粘膜に付着しているバイオフィルムを除去するには、歯ブラシや口腔ケア用スポンジを使用しての機械的清掃が必須です[2]。

　また、ポビドンヨードの消毒作用はヨウ素の酸化力によるものです。その作用は細菌にだけ有効なのではなく、生体細胞全体にも作用します。ポビドンヨードは粘膜からよく吸収される特性があります。そのため長期間にわたる使用で、血中ヨウ素濃度の上昇を生じることがあります。甲状腺の機能に異常がある、ヨウ素アレルギーのある人への使用には注意が必要です。

　イソジン® ガーグルはエタノールを含有しているため、その脱水作用により口腔乾燥が助長

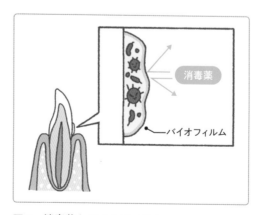

図1　消毒薬とバイオフィルム
消毒薬はバイオフィルムにはあまり効果がない。機械的清掃が必要。

されます。とくに経口摂取を行っていないケースや気管挿管患者には使用を避けましょう [3]。

❧特徴を活かした使用

　イソジン® ガーグルの使用が肺炎予防に明確な効果があるという報告は、現在のところありません。製剤の特徴から日常の口腔ケアに漫然と使用すべきではないでしょう。口腔内に創傷がある場合や、緊急気管挿管直前など、通常の口腔ケアを行う時間的余裕がないときに、遊離菌の殺菌を目的として用いる使いかたが望まれます。

■ 参考・引用文献
1) 渡邉郁絵. 日常生活にまつわる常識→非常識 ⑯口腔ケアの方法. BRAIN NURSING. 32 (11), 2016, 28-9.
2) 中根綾子ほか. 口腔ケアで消毒薬を「使うといい？」「使わないほうがいい？」. エキスパートナース. 33 (3), 2017, 46-8.
3) 森 直美. 口腔ケアの目的で行う含嗽や清拭にイソジンガーグルはもう古い！. 月刊ナーシング. 37 (5), 2017, 111-3.

Q 22 デンタルリンスの有効な使いかたは？

A 洗口剤は「デンタルリンス」、「マウスリンス」とも呼ばれ、多種製品が市販されています（図1）。洗口剤は性状が液体であることから一般の歯磨剤では届きにくいところにまで到達しやすいため、効果的な使いかたをすることで、歯磨剤の弱点を補うことが期待できます。すべての人の口腔ケアに必要なものではありませんが、ニーズに合わせた口腔ケアを支援する上で、有効な場合があります[1]。

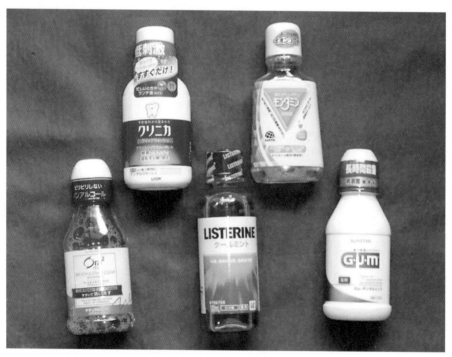

図1 ドラッグストアで市販されている種々の洗口剤

❀ 選択のポイント

現在、デンタルリンスと呼ばれているものは、①う蝕予防、②歯周病予防、③口腔粘膜の保湿を目的としたものがあります。高齢の方は唾液分泌量が減少して、口腔内に細菌が繁殖しやすい環境になりやすいので、グルコン酸クロルヘキシジン、塩化セチルピリジニウムなどの殺菌成分が含まれているものが適しているでしょう。アルコールを含有している製品は刺激感が強く、また使用後に口腔内が乾燥しやすいため、粘膜が弱い人や保湿が必要なケースでは避

け、低刺激でノンアルコールのものを使うようにしましょう[2]。

🈂️使用のポイント

デンタルリンスは、原液をそのまま使用する製品と、希釈して使用するものがあります。希釈する場合も口腔内の状態に応じて添付文書の内容に従います。また、咽喉のうがいは用途外ですので、使用しないようにします[3]。

使用するタイミングとしては、就寝前がよいでしょう。唾液分泌量が減少する就寝中が、とくに細菌が繁殖しやすい状態になるので、その前に細菌を減少させることで、誤嚥性肺炎の予防にもつながります。しかし、洗口のみでは汚れを十分に除去できません。洗口の前には、歯ブラシや歯間ブラシなどを使用して、機械的な清掃を行うことはいうまでもありません。

■ 参考・引用文献
1) 高柳篤史. 成分からみる洗口剤の選び方. デンタルハイジーン. 28 (4), 2008, 354-9.
2) 篠塚嘉昭ほか. "歯磨剤・含嗽 (洗口) 剤". デンタルハイジーン特別冊子 口腔ケア用品の選択と使用. 廣瀬知二編. 37 (12), 2017, 33-9.
3) 藤平弘子. "デンタルリンスは原液で使う？ ある程度薄める？ 薄めるとすれば比率は？". 口腔ケアの疑問解決 Q&A. 渡邊 裕編. 東京, 学研メディカル秀潤社, 2013, 150-1.

Q 23 口腔ケア用スポンジの使いかたは？

▼

A 口腔ケア用スポンジとは、スポンジに柄がついた棒状の清掃用具です。スポンジブラシと呼ばれることがありますが、ブラシではありません。口腔ケア用スポンジを適切に使用すると粘膜を傷つけることなくケアをすることができます。

❀ 選択のポイント

柄の部分が紙製とプラスチック製があります。紙製は弾力性が小さく粘膜への圧接加減が手元に伝わりやすいので、頑固な汚れを保湿させて除去するときに便利です。プラスチック製は比較的弾力性があり、使用圧が干渉されるのでセルフケアにも使いやすいといえるでしょう。また、先端がスポンジではなくコットンでできたものがあります。これは粘膜へのあたりがやわらかいので、口内炎やがん治療中の口腔粘膜炎のような粘膜に疼痛があるケースに有効です[1]。

❀ 使用のポイント

▶web 動画：口腔ケア用スポンジの使いかた

まず、口腔粘膜が傷つくのを防ぐため、コップの中の水で十分に湿らせ、その後水分をよく絞り、さらに清潔なガーゼやティッシュペーパーで余分な水分を拭き取ります（図1❺）。余

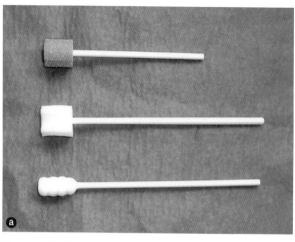
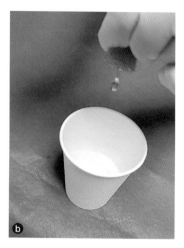

図1　各種口腔ケア用スポンジ
❶ 柄の材質やスポンジの大きさ、形態に工夫が施されている。先端部分がコットンでできたものは、嚥下訓練のアイスマッサージの使用にも適している。
❷ 口腔ケア用スポンジは余分な水分がない状態で使用する。

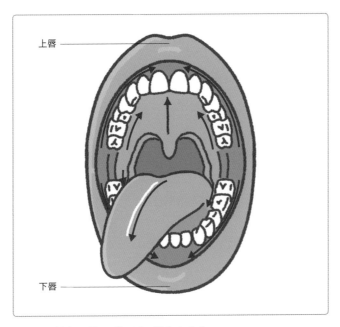

上唇

下唇

図2　口腔ケア用スポンジの動かしかた

分な水分が残ったままで使用すると、口腔内に水分が貯留して誤嚥のリスクが高くなるので注意が必要です。

　頬の内側、上下の歯槽の内側、舌などを奥から前に向かってやさしく清掃します（図2）。清掃中の食物残渣やプラーク等の汚れがスポンジに付着したら、その都度ガーゼやティッシュペーパーで汚れを拭き取り、汚れを「回収」します。汚れを「回収」した後は、スポンジをコップの中の水で洗浄、水分を絞り、拭き取りをしてから口腔ケアを再開します。この「回収」を怠ると汚れが口腔内に残り、誤嚥性肺炎のリスクが高くなります[2]。

　口腔ケア中に口腔ケア用スポンジを噛まれた場合、無理に引き抜こうとすると、スポンジ部が外れて、誤飲・誤嚥を起こしかねません。無理に引き抜かないよう注意しましょう[3]。

　口腔ケア用スポンジはディスポーザブル製品です。再使用は不衛生なばかりではなく、スポンジ部の脱落による事故を招くため控えましょう。

■ **参考・引用文献**
1) 猪野貞子. "口腔粘膜の清掃用品". デンタルハイジーン特別冊子 口腔ケア用品の選択と使用. 廣瀬知二編. 37 (12), 2017, 16-21.
2) 阪口英夫. 口腔ケアにおける汚れの「除去」と「回収」. おはよう21. 26 (10), 2015, 56-7.
3) 森下志穂. "口腔ケア用具の基本的な使い方と使用上の注意点を教えてください". 口腔ケアの疑問解決Q&A. 渡邊裕編. 東京, 学研メディカル秀潤社, 2013, 142-4.

Q 24 義歯の清掃方法について教えてください。

▼

A 口腔を清潔に保つためには、義歯の清掃は重要なケアの1つです。清掃しないでおくと表面が"ぬるぬる"としたとても不衛生な状態になり黒ずんだり、異臭を発したりするようになります。義歯を衛生的に維持することは心身を健康に保つためにも必要なケアとなります。

デンチャープラーク

義歯の表面に白く付着した汚れをデンチャープラークといいます。歯に付着するプラーク（歯垢）は、う蝕や歯周病の原因菌をはじめとした細菌の塊ですが、デンチャープラークには細菌に加えてカンジダ菌を主体とした真菌とその産生物から構成されています。義歯のピンクの部分（義歯床）はレジンと呼ばれるアクリル樹脂からなり、多孔性で吸水性があります[1]。そのため、カンジダ菌が付着しやすく、清掃を怠ると義歯そのものが微生物のリザーバーとなり、残存歯のう蝕、口臭や口内炎、誤嚥性肺炎の原因にもなるため、その影響は全身にも及びます。

基本は流水下でのブラッシング

デンチャープラークはバイオフィルムを形成するため、歯に付着したプラークを歯ブラシで磨いて清掃するように、義歯もブラッシングすることが必要です。義歯の洗浄には義歯用ブラシがあり、専用のものを使用するほうが効率的に洗浄することができます。洗浄の基本は、流水下でブラッシングです。その際、義歯を落下させて破損することがあるので、水を張った洗面器の上で行うようにしましょう（図1）。また、通常の歯磨剤は義歯を傷つけることがあるので使用しないようにします。義歯専用のものであれば問題ありません。そして、熱湯を使用した洗浄や煮沸は義歯の変形を招くので避けるようにします[2]。

義歯洗浄剤の使用と指導のポイント

義歯の清掃には歯ブラシによる「機械的清掃法」と、義歯洗浄剤による「化学的清掃法」との併用が効果的です。臭い対策や消毒などの効果が期待できるので、2～3日に1回ほど使用することをおすすめします。製品によっては義歯の材質に影響を及ぼすことがあるので、使

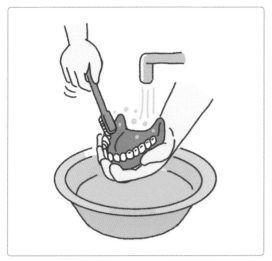

図1　義歯のブラッシングのしかた
義歯の端を把持してブラッシングすると、義歯が不安定になりやすく、落下しやすい。手で包み込むように把持すると安定する。

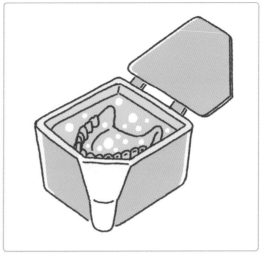

図2　義歯洗浄剤の使用
義歯洗浄剤用液の誤飲を防ぐために、専用の容器を使用する。

用説明書の確認が必要です。

　普段の清掃は義歯洗浄剤につけるだけという人がいますが、義歯清掃の基本は歯ブラシによる機械的清掃であり、義歯洗浄剤だけでは義歯を清潔に保てないことを指導します。また、義歯洗浄剤を十分に洗い流してから、義歯を装着するよう指導しましょう。

　要介護高齢者では、義歯洗浄剤を食物や内服薬と間違えて食べたり飲んだりすることがあります。また、義歯洗浄剤が溶解した液体を、清涼飲料水と誤認して飲んでしまうことも考えられます。義歯洗浄剤の保管・管理には十分注意するように促すとともに、義歯洗浄剤の溶解にはコップのような食器を使わず、できれば洗浄保管容器を使用するよう指導します（図2）[3]。

■ **参考・引用文献**
1) 河田尚子ほか."義歯清掃の必要性とその方法について教えてください".よくわかる！口腔ケア.岸本裕充編.東京,メヂカルフレンド社,2007,74-7（よくわかる！シリーズ）.
2) 有友たかねほか.リハビリ病棟の口腔ケア 第8回義歯を知る.リハビリナース.6（4），2013，57-60.
3) 廣瀬知二."義歯洗浄剤".デンタルハイジーン特別冊子 口腔ケア用品の選択と使用.廣瀬知二編.37（12），2017，29-31.

Q 25 義歯は上下どちらから入れればよいですか？

▼

A 安定が良いほうを先に入れます。上の義歯のほうが安定しているときは先に上を入れて（装着して）から、下の義歯を入れるほうがスムーズです。

❀義歯とブリッジ

通常義歯といえば、取り外し可能な入れ歯のことをいいます。それに対してブリッジとは、歯が1〜2本なくなった場合に、なくなった歯の両脇の歯を支えとして、人工の歯を橋のように架けるものをいいます。ブリッジは歯に固定されているために、外すことはできません（図1）。

義歯には、歯が部分的に失われた場合に用いる部分義歯と、残っている歯がない場合に適用される総義歯の2つの種類に大別されます。

❀義歯の着脱方法 ▶web 動画：義歯の着脱

着脱が自身でできる人には、本人にまかせましょう。ただし、途中まで手で入れて、あとは噛みながら装着するといった様子がみられたら、義歯の破損につながるので指で押して装着するようにアドバイスして見守りましょう。

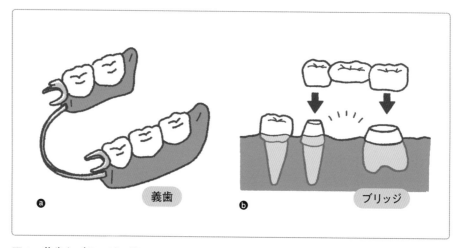

図1 **義歯とブリッジの違い**
ⓐ 義歯：取り外しができる。
ⓑ ブリッジ：歯に固定されている。

🍀 総義歯

入れかた

　　まず、義歯を少し水で濡らします。上下とも総義歯の場合は、ほとんどの場合は上からのほうが入れやすいでしょう。術者の利き手で義歯の前歯部を持ち、もう片方の手で口唇を広げるようにして顎の形の合わせながら入れます。下顎義歯は舌を少し持ち上げてもらうと入れやすくなります。そのとき、上顎義歯が落下してくるようならば、下顎義歯を先に入れるようにしましょう。どちらかが部分義歯の場合は、そちらを先に入れるほうが安定を得やすいです。

外しかた

　　上下とも総義歯の場合は、入れるときとは逆に下顎からのほうが楽に外せます。下顎義歯は前歯部を引き上げると外れます。上の義歯は、前歯部を把持し、奥のほうから空気を入れるイメージで義歯を少し上へ持ち上げると外れます（図2）。どちらかが部分義歯の場合は、総義歯からのほうが外しやすいでしょう。

🍀 部分義歯

入れかた

　　まず、義歯を少し水で濡らします。義歯の向きを確認します。歯がない部分に義歯を合わせて、クラスプの位置を確認してからゆっくりと手で押さえて入れます。このとき、クラスプで口唇や粘膜を引っかけて損傷しないように注意します。

外しかた

　　口の中をよくみて、クラスプの位置を確認します。指先を使ってクラスプを下顎は上に上げるように、上顎は下に下ろすように外します（図3 → p72）。クラスプが複数ある場合は、両手を使って並行に取り外すのが原則です。

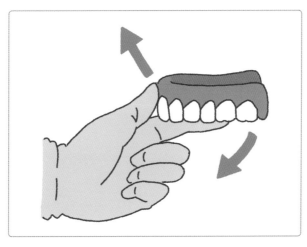

図2　**上顎総義歯の外しかた**

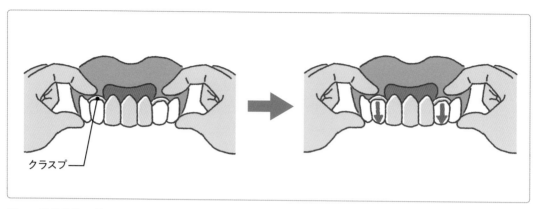

図3　部分義歯の外しかた

■ 参考・引用文献
　1）廣瀬知二. 高齢者の口腔ケア義歯にまつわる最新事情. Nursing BUSINESS. 4（2）, 2010, 52-3.
　2）前川美智子ほか. "義歯の着脱方法". 早引き介護の口腔ケアハンドブック. 横尾 聡監. 東京, ナツメ社, 2014, 139-42.
　3）遠藤道代. "義歯の取り扱い方". 介護のための摂食・嚥下障害の理解とケア. 小澤公人編. 東京, ナツメ社, 2014, 70-3.

Ⅳ 義歯に関連した口腔ケア

Q 26 義歯を紛失しないようにするには どうすればよいですか？

▼

A 高齢者の方は義歯を紛失することが少なくありません。義歯の紛失は、ただちに摂食嚥下機能、発音機能の低下を招きます。また、転倒のリスクが高くなり、不穏になる場合もあり深刻な問題となります。紛失してから義歯を新製しても、重度の認知症患者は口腔内の環境変化に順応することができず、新義歯を使用できないことが多くあります。

✿紛失の原因

要因としては、ティッシュペーパーで包まれた義歯がゴミと誤認されて廃棄される、シーツに紛れ込んだ義歯が交換時に気づかれずに片づけられる、自身で誤って捨ててしまうなどがあります。また、認知機能が低下した患者では、ティッシュペーパーの箱、マットレスの下、冷蔵庫など見つかりにくいところへしまい込んで紛失することがあります。

✿紛失を防ぐ管理

義歯の紛失に対する対策として、次のようなものがあります。①義歯の管理を自己管理とするか、看護者・介護者管理とするかを決定して記録に残す、②義歯を撮影し画像を残す、③義歯の保管は専用容器で行い、中に何が入っているか明示する（図1）、④口腔ケア実施記録を残す（実施した日時と担当者のサイン）。多少面倒ですが、このような管理を日々行って

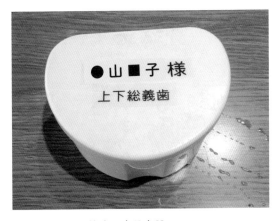

図1　義歯を保管する専用容器
義歯の保管は専用の容器を使い、記名、内容を明示する。

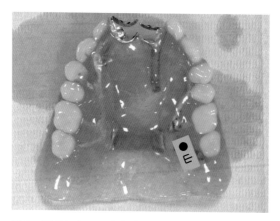

図2　義歯にネーム入れをした一例
義歯へのネーム入れは取り違えを防ぐ。

いれば、もし義歯が紛失しても、効率よく捜索することができます[1]。自己管理できる義歯使用者に対しても、専用保管容器の有無の確認を行い、毎日決まった保管方法をとるようにしてもらいましょう[2]。

　通所施設の洗面所などに義歯が置き忘れられて、その所有者を探すのが困難な場合があります。また、義歯の取り違え事故もまれにあります。紛失防止の根本的な解決にはなりませんが、義歯のネーム入れが有効です（図2）。

義歯紛失時の対応

　義歯紛失時、誤飲の可能性を想定することが重要です。義歯の誤飲は窒息、肺炎につながるだけではなく、とくに部分義歯はクラスプ（義歯を維持するためのバネの部分）が食道損傷を起こすリスクがあり危険です。誤飲を自覚している患者であれば、すぐに緊急時の対応が可能ですが、認知機能低下や意識障害のある高齢者は、異常を伝えることができません。そのため、紛失に気が付いたら、まず、呼吸状態や表情の変化など身体症状の変化を確認します。もし、ベッドサイドや保管場所を探しても発見できない場合は、医師に報告し、X線撮影を行いましょう。早い段階で誤飲が確認できれば内視鏡で除去できる可能性があります。

■ 参考・引用文献
　1) 西 恭宏. 義歯の取り扱い. Modern Physician. 37 (7), 2017, 967-70.
　2) 杉山智子. 本当は怖い義歯の話：誤飲, 破損, 紛失. 看護技術. 64 (3), 2018, 68-72.

Ⅳ 義歯に関連した口腔ケア

Q 27 義歯安定剤が他剤の薬効に影響することはないのでしょうか？

A 超高齢社会の中で、年々義歯装着者は増加しています。適合度が低下した義歯は、本来、歯科医師による調整あるいは義歯新製を受けるべきですが、容易に入手できる義歯安定剤を使用して、義歯の不調を軽減・解消しようとするケースがよくみられます。義歯安定剤（市販の入れ歯安定剤）は薬剤ではなく、管理医療機器として、薬局のほか、ホームセンターやスーパーマーケットでも購入が可能です。国内での年間売り上げは 120 億円以上にのぼり、多くの義歯装着者が使用していることがうかがえます。

他剤への影響

　医療関係者にもあまり知られていませんが、造影剤のバリウムと義歯安定剤が反応して、透過性が不均一となり造影検査に支障が生じることが報告されています[1]（図1）。この事象は「厚付き凝集」と呼ばれ、クリームタイプの義歯安定剤に含まれる成分と、造影剤の添加剤が反応して粘度変化を生じることが原因と指摘されています。

　造影剤のほかにも、口腔内にとどまることが多い舌下錠や口腔内崩壊錠（OD 錠）は、義歯安定剤との薬剤が義歯安定剤に吸着や収着（吸着されると同時に吸収されて化合物をつくる現象）により治療効果が低下する可能性が報告されています[2]。

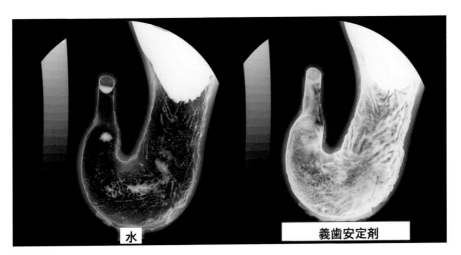

図1　ファントムでの実験画像
義歯安定剤とバリウムの反応により胃透視検査に支障を生じることがある。
ES クリニック花房和彦氏のご厚意による。

義歯安定剤の使用について

義歯安定剤の使用については、歯科医師の間にも、「義歯装着者に心理的な安心感を与える」と評価される一方で、「義歯の根本的問題を覆い隠す」、「患者の歯科医院へのリコールを妨げる」、と危惧する意見もあります。

日本補綴歯科学会では、一定の条件下であれば義歯安定剤の使用を容認できるとの見解を出しています[3)]。その条件とは、歯科医師の管理下で、義歯の新製を前提とした義歯修理時における短期間の使用です。歯科の受診が困難なため、やむを得ず長期的に義歯安定剤を使用している場合は、歯科訪問診療を依頼しましょう。

参考・引用文献

1) 花房和彦．入れ歯安定剤のバリウムに及ぼす影響について．消化管撮影技術．35，2007，62-5.
2) 梅村雅之ほか．市販義歯安定剤と種々の口腔内崩壊および舌下に用いる医療用医薬品との相互作用．アプライド・セラピューティクス．12（2），2019，11-8.
3) 日本補綴歯科学会医療問題検討委員会．義歯安定剤（材）に関する現状分析と見解．補綴誌．44，2000，565-9.

Ⅳ 義歯に関連した口腔ケア

Q 28 義歯の使用を中止する目安はありますか？

▼

A 義歯を装着したら認知症が改善した、歩けるようになった、というような内容の情報が一時美談のように報道されたことがありました。また、義歯の効用が強調されて説かれる機会も多いことから、義歯装着にこだわる患者家族は少なくありません。しかし、長年義歯を装着している高齢者であっても、認知症が重篤化すると使用できなくなる時期が到来します。

❀義歯適応の見極めは歯科医師へ

今まで使っていた義歯の装着を嫌がる、吐き出してしまう。義歯を装着するとかえって食事時間が長くなるといった場合は、まず歯科医師の診察を受けましょう。義歯の破損、現在の口腔の状態や咬合の状態と義歯が適合していない場合は、修理や調整により改善が必要です。しかしながら、それらに問題がないにもかかわらず、義歯の装着を拒む場合、歯科医師は義歯装着の中止を検討します。

❀二度童（にどわらし）？―原始反射再び

原始反射とは、新生児ないし幼児で認められ、成長とともに消失して正常な成人ではほとんど認められない反射をいいます ▶web 動画：吸啜反射。原始反射は、第一次中枢である脳幹で司られていて、意思とは関係なく起こります。成長とともに消失する理由は、第一次中枢で司られている原始反射が大脳の発達により第二次中枢でコントロールされて、抑え込まれた状態になっていると考えられています。脳梗塞や認知症により大脳が障害を受けることで、抑え込まれていた原始反射が再出現することがあります[1]（図 1 → p78）。

口腔に再出現する原始反射としては吸啜反射、口すぼめ反射、咬反射（きゅうてつ）があります（図 2 → p78）。歯ブラシやスプーンが口唇に触れると口をすぼめて、あたかも拒否しているように見えるのは口すぼめ反射と考えられます。また、口腔ケアのときに歯ブラシを噛んだり、食事を口に入れたままいつまでも下顎を動かし続けたりするのは咬反射の可能性があります[2]。

❀義歯卒業

筆者はこれらの口腔に関連した原始反射の再出現を義歯卒業（義歯使用中止）の 1 つの目

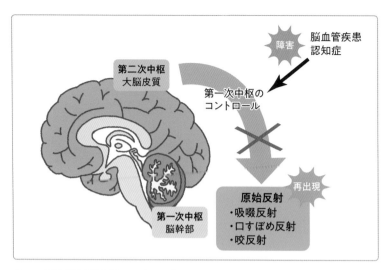

図1　原始反射再出現のメカニズム

第一次中枢で司られている原始反射は、健康な成人では大脳の発達により第二次中枢でコントロールされて反射が抑え込まれた状態になっている。しかし脳血管疾患や認知症により、そのコントロールが障害されると、原始反射が解放されて再出現する。

文献 3）を参考に作成。

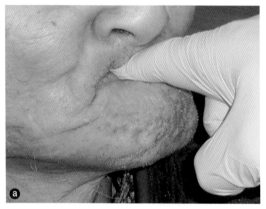

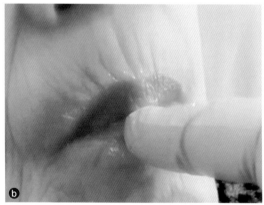

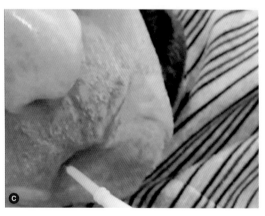

図2　口腔に再出現した原始反射

❶ 吸啜反射：指を口腔内に入れると、口唇や硬口蓋、舌、下顎でしっかり捉えて舌は前後に動く。

❷ 口すぼめ反射：上口唇の中央を指先で軽くたたくと、口唇が突出してしわができる。

❸ 咬反射：下顎臼歯部に指や歯ブラシを置いたときに、噛むような下顎の上下運動がみられる。

文献 3）p629 より転載。

安にしています³⁾。その中でとくに注目するのは咬反射です。咬反射による下顎の動きは、一見咀嚼運動を行っているように見えますが、そうではありません。単純な上下運動のくり返しで、舌は前後または上下の動きが中心です。

　この運動では、適合が良い義歯が装着されていても、自身の歯がすべて残っていても咀嚼が不可能です。咬反射による下顎の動きを本来の咀嚼と見誤って、咀嚼が必要な形態の食事が提供されていることがあります。その場合は口腔内で、食物の粉砕と咽頭への送り込みが十分にできないため、窒息・誤嚥の危険を伴います。この段階では食物の窒息・誤嚥と低栄養の予防を念頭に、義歯の使用を中止して、咀嚼を必要としない食形態へ変更します。義歯卒業は、経口摂取が不可能ということではありません。食事形態の適切な選択や、食事介助の工夫により経口摂取を継続できることがほとんどです。今まで述べてきたことが義歯卒業の目安ですが、最終的判断は歯科医師に委ねましょう。

■ **参考・引用文献**
1) 高橋賢晃．"口腔原始反射の見方"．歯科が活躍するミールラウンド＆カンファレンス．菊谷 編．東京，医歯薬出版，2019，73-6.
2) 菊谷 武．認知症と歯科―Ⅲ ステージに応じて適切な介助が必要．医療と介護 Next．2（4），2016，56-7.
3) 廣瀬知二．認知症高齢者の義歯適応、そして義歯卒業宣言．QDT．45（5），2020，628-9.

摂食嚥下
リハビリテーション編

Q 29 嚥下のメカニズムを簡単に教えてください。

▼

> **A** 私たちは普段、何気なく飲んだり食べたりしていますが、実は身体は無意識のうちに複雑な動きをしています。この複雑なメカニズムは、「5期モデル」、「プロセスモデル」という段階分けがあります。

❀ 5 期モデル

食べ物を認知し、口に運んで飲み込み、胃に送り込む過程は「5期モデル」という5つの段階に分けて考えることができます（図1）。

先行期（認知期）

食物を見る、臭いを嗅ぐなどの五感（視覚・聴覚・嗅覚・味覚・触覚）を使って、どのように食べるかを判断する段階です。食物を「食べるもの」として認識できることが重要です。

準備期

食物を口に取り込み、歯と舌、頬を使って咀嚼し唾液と混ぜ、飲み込みやすい形にする（食塊形成）段階です。口唇が閉じることで口から食物がこぼれず、また唾液により飲み込みやすい性状となり、味を感じることができます。

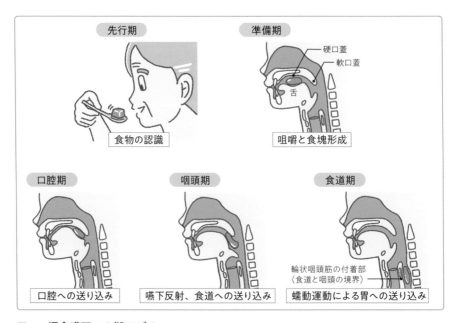

図 1 摂食嚥下の 5 期モデル

口腔期

　食塊を口腔から咽頭へ送り込む段階です。とくに舌の動きは重要で、食塊を動かしながら形をつくり、硬口蓋（上の前歯の後）に対して強く押し付けるようにして食塊を送り込みます。このとき、軟口蓋が挙上して、食塊が鼻へ流れ込むのを防ぎます。

咽頭期

　食塊を食道へ送り込む段階です。この時期の運動は反射性のもので、わずか0.5秒ほどで行われます。食塊が咽頭に入ると舌根部に押し付けられます。咽頭に収縮が起こり食道との距離を縮めます。喉頭が挙上し喉頭蓋が反転し喉頭の入り口を閉鎖するとともに声門も閉鎖されます。喉頭の挙上により食道の入り口が開き、食塊が食道へ送られます。

食道期

　食道から胃への蠕動運動による送り込みの段階です。逆流を防ぐため食道の入り口が閉鎖されます。喉頭蓋はもとの位置に戻り呼吸が再開されます。

❀ プロセスモデル

　5期モデルは液体の嚥下や咀嚼後に意識した嚥下の説明には適していますが、普段、固形物を咀嚼して嚥下する食事の場合は準備期と口腔期が重なり合っています。この過程を説明するのがプロセスモデルです（図2）。基本的なメカニズムは5期モデルに準じていますが、以下の過程が異なります。

第1期輸送（Stage I）

　口唇・前歯で取り込まれた食物は、舌が後方に動くことによって、臼歯部へと運ばれます。

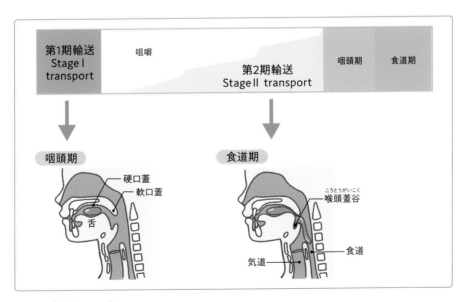

図2　プロセスモデル
第1期輸送では、舌の上に乗せた食物を臼歯部に運ぶ。第2期輸送は、咀嚼された食物が徐々に咽頭に輸送される時期。

○ 咀嚼（食物粉砕）

　食物が臼歯部に達すると、歯・頬・舌を使って食塊形成が行われます。次の第2期輸送は食物粉砕の最中に始まり、並行して行われます。

第2期輸送（Stage Ⅱ）

　食物が咀嚼され、嚥下に適した状態になると第2期輸送が始まります。なお、このとき咀嚼と嚥下は並行して行われます。すなわち、咀嚼が行われている間にも食塊は咽頭へ送り込まれ、一部は中咽頭で食塊形成されます。食塊は第2期輸送のくり返しにより咽頭に蓄積して、嚥下反射が起こるまではそのまま咽頭にとどまります。嚥下反射が起きた後は5期モデルと同様に咽頭期、食道期につながっていきます。

■ 参考・引用文献
1) 廣瀬知二ほか. 嚥下のしくみとステージにそった予防とケア. 地域リハビリテーション. 12 (6), 2017, 505-9.
2) 三鬼達人. "咀嚼嚥下のプロセスモデルとは？". 今日からできる！ 摂食・嚥下口腔ケア. 三鬼達人編. 東京, 照林社, 24-5.
3) 若林秀隆. 摂食・嚥下モデル5期モデルとプロセスモデル. リハビリナース. 4 (5), 2011, 61-3.

I 摂食嚥下についての基本知識

Q 30　嚥下障害とはどういうものですか？

▼

A 　老化、病気やその後遺症などによって「食物を見つける→口へ入れる→噛み砕く→飲み込む→胃まで送り込む」摂食嚥下の一連の流れのどこかに不具合を生じ、飲んだり食べたりすることが困難になる状態を「摂食嚥下障害」といいます[1]。一方、「嚥下障害」とは狭義では、飲み込むことだけができない状態（口腔期、咽頭期、食道期の障害）を指します。

　しかし、先行期や準備期が障害されても、その後の嚥下に障害が出ることから「嚥下障害＝摂食嚥下障害」として取り扱われることが多くなっています[2]。本書でもとくに、使い分けの必要性があるところを除いて、広義での嚥下障害という用語で統一しています。

✿原因

　嚥下障害の原因は、嚥下に関係する器官そのものが障害されている器質的原因と、器官を動かす神経・筋肉などに原因がある機能的原因に大別することができます。器質的原因としては口腔や咽頭部の腫瘍とその術後、炎症などがあげられます。機能的原因は中枢神経障害や末梢神経障害、パーキンソン病や脳血管疾患が代表的です。そして老化によっても嚥下機能は低下します。喉頭の位置の低下が進み、気管の前のスペースである声門上部が広くなるため、わずかなタイミングのずれにより誤嚥を起こす可能性が増えます（図1 → p86）。また、外界からの刺激の減少や身体を動かさないことによる、廃用症候群や認知症の進行も原因になります。これらの原因は重複して生じていることが少なくありません。

✿弊害

誤嚥

　誤嚥とは、食物や唾液などが声帯を超えて気管に入ることをいいます。気管は肺につながっているため、肺炎の多くは誤嚥によるものといわれています。また、誤嚥は窒息の原因にもなるため十分な注意が必要です。

低栄養

　嚥下障害により、低栄養状態が継続すると、筋肉量が減少し、体重の減少のみならず免疫力が低下して、感染症にかかりやすくなり、褥瘡の悪化がみられます。最終的には生命の維持が困難になります。

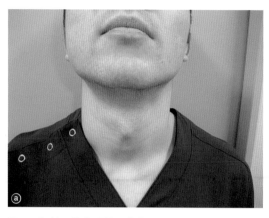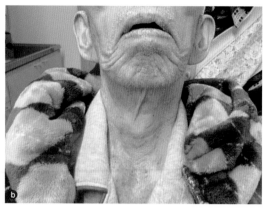

図1　加齢に伴う頸部の変化

ⓐ 若年者。
ⓑ 高齢者。高齢者では嚥下に関係する頸部、喉頭の筋肉や靭帯の緩みにより喉頭が下垂するため、食物を送り込む効率が悪くなる。

文献3) より転載。

脱水

　　　身体の中の水分が不足することにより血液濃度が高くなって脳梗塞が起こるリスクが高くなります。また、口腔内が乾燥して不潔になりがちなるため肺炎が起こりやすくなります。

うつ傾向

　　　口から思うように食べられないという精神的苦痛が、うつ状態を招くことがあります[4]。周囲に対して怒りっぽくなる、必要以上に落ち込む、意欲が低下するなどの状態が生じ、必要なリハビリテーションを進めることが困難になります。

■ 参考・引用文献
1) 小澤公人. "摂食・嚥下障害とはどういう状態か". 介護のための摂食・嚥下障害の理解とケア. 小澤公人編. 東京, ナツメ社, 2014, 18-9.
2) 藤島一郎. "摂食・嚥下の定義". ナースのための摂食・嚥下障害ガイドブック. 藤島一郎編. 東京, 中央法規, 2005, 12-5.
3) 廣瀬知二. 嚥下のしくみとステージに沿った予防とケア. 地域リハビリテーション. 12 (6), 2017, 507.
4) 大野 綾. "摂食・嚥下障害がもたらす合併症―誤嚥性肺炎を中心に". ナースのための摂食・嚥下障害ガイドブック. 藤島一郎編. 東京, 中央法規, 2005, 24-31.

Ⅰ 摂食嚥下についての基本知識

Q 31　不顕性誤嚥とはどういう誤嚥ですか？

▼

A　誤嚥とは、本来食道を通って胃に入るべきもの（飲食物、唾液）の飲み込みがうまくいかず、食道ではなく気道に入ることをいいます。誤飲という用語がありますが、こちらはボタンや電池など食物でないものを誤って飲み込むことをいいます。健康な人でも、あわてたり、おしゃべりしながら食事をしたりすると、飲食物が誤って気道に入ることがあります。その際には咳やむせという生体防御反応で、気道に侵入しかけたものを排出します。この反応が低下して、誤嚥しても咳が出ない、むせない場合を「不顕性誤嚥」といいます。

　不顕性誤嚥が起こるのは食事のときだけではありません、経管栄養中であっても起こります。誤嚥性肺炎の原因の多くは睡眠時の唾液誤嚥といわれています。また、胃食道逆流物を誤嚥していることもあります。表 1 に不顕性誤嚥を起こしやすい疾患と状態を示します[1]。

表 1　不顕性誤嚥を起こしやすい疾患と状態

意識障害を来たす疾患
陳旧性または急性期の脳血管障害
変性疾患、神経筋疾患
認知症
嘔吐や胃食道逆流を来たす可能性のある消化器疾患
抗精神病薬常用者
経鼻経管栄養（非経口摂取患者）
気管切開、人工呼吸管理を受けている患者
寝たきり
口腔衛生不良

文献 1）p12 より転載。

❀不顕性誤嚥の見つけかた

　不顕性誤嚥の存在を見つける方法として、超音波ネブライザーを使って 1％クエン酸生理食塩水を吸入する咳テストと呼ばれる方法があります。1 分間に咳の回数が 5 回以上であれば正常とします。この検査は、気管切開患者や認知症患者にも実施可能で、不顕性誤嚥を客観的に評価する方法として有効です。

　食事中に起こっている不顕性誤嚥を簡便に評価する方法として、経皮的動脈血酸素飽和度（SpO_2）を測定する方法があります。嚥下後に SpO_2 が 2 ～ 3％低下すると不顕性誤嚥が疑われます。ただし、酸素飽和度は姿勢などの誤嚥以外の要因でも変動するため、頸部聴診（p98 Q36 参照）を併用して、残留音や呼吸音なども照らし合わせることが必要です。その他に、

表2　不顕性誤嚥の徴候

痰	量の増加、膿性の痰
意識	傾眠、注意の散漫
食事のとりかた	食欲がない、食事時間の延長、偏食（硬いものやパサつくものを避ける、など）
声	湿性嗄声
咽頭	違和感、残留感、液体振動音、含嗽音、湿性音
呼吸	呼吸苦、呼吸回数の増加、血中酸素飽和度の低下

文献3）p427 より改変して転載。

①食後に声がかすれる（湿性嗄声）、ガラガラ声になる、②食後に疲れる、③微熱が続く、④原因不明の体重減少など、表2の症状がみられると不顕性誤嚥が疑われます[2, 3]。

✿不顕性誤嚥の対処法

　唾液の不顕性誤嚥による肺炎予防には、口腔ケアにより唾液中の細菌数を減少させることが重要です。胃食道逆流による誤嚥が疑われるときは、食後1～2時間は横にならないようにします。それが難しい場合は就寝時に上半身を軽度挙上しておくと効果があります。

■ 参考・引用文献
1）杉下周平．"むせのない誤嚥（不顕性誤嚥）をどうやって判断する？"．言語聴覚士のための摂食嚥下リハビリテーションQ&A．福岡達之．東京，協同医書出版社，2016，12-4.
2）ハッピーリーブス．介護スタッフのための安心！「食」のケア．東京，秀和システム，2013，68-9.
3）廣瀬知二ほか．むせる患者さんの誤嚥が心配です、対応を教えてください．デンタルハイジーン．36（4），2016，427-9.

II 嚥下機能評価

Q 32 嚥下障害に気づくサインはありますか？

▼

> **A** 嚥下障害は自分では気が付かないことが少なくありません。むせや飲み込みに支障があっても「歳だからしかたがない」と思いがちです。飲み込むこと、食べることがうまくできない場合は、何らかのサインがみられます。そのサインを見逃さずに早めの医療機関への受診を勧めると、重篤な肺炎やその後の自立度の低下を予防できることがあります。日常生活、食事場面の様子、それと口の中の状態に目を向けましょう。

❈日常生活

体重減少、原因不明の発熱、就寝後咳が出る、声がかすれる、元気がないなど日々の生活の中で異常があれば、その原因の1つが嚥下障害かもしれません。また、痰は気道で炎症が生じているサインです。

痰が増えた、黄色くなった、吸引の回数が増えた場合には、誤嚥が疑われます。その他にも、会話の様子から、声がガラガラする・咳払いが多い場合は咽頭・喉頭機能の障害を、ろれつが回らない場合は口腔機能の障害を疑います[1]。

❈食事の様子

本人や家族から普段の食事の様子を聞き取ることに加えて、直接観察することが重要です。その際、表1のような徴候がないか注意します[2]。

とくに、食事量の減少、食事時間の延長は重要なサインです。

表1 **食事観察でみられる嚥下障害のサイン**

- 食事量の減少
- 食事に時間がかかる
- 食事中むせる
- 食物の好みの変化
- 食後に声がかわる
- 食後、痰が増える
- 特定の食品を避ける
- 食物が口からこぼれる
- 口の中に溜め込んで嚥下しない
- 努力して嚥下している、上を向いて嚥下している
- 食事中疲れる

✿口の中の状態

　　口腔ケアが観察のチャンスです。食べ物が残っていれば、当然嚥下障害を疑います。また汚れだけではなく、口腔乾燥もチェックしましょう。唾液は食物をまとめて飲み込みやすくする役割を果たしています。口腔が乾燥していると食べ物が口や喉でまとまらず、飲み込みにくくなったり、誤嚥しやすくなったりします。逆によだれが多いのも嚥下障害サインです。唾液を飲み込めないからよだれがあると考えたほうがよいでしょう。

■ 参考・引用文献
1) 若杉葉子. 精神疾患患者の摂食嚥下障害のサイン. 精神科看護. 43 (1), 2016, 70-3.
2) 藤森まり子. "ナースの視点による摂食・嚥下障害の観察アセスメント". ナースのための摂食・嚥下障害ガイドブック. 藤島一郎編. 東京, 中央法規, 2005, 36-42.
3) 藤谷順子. 危険なサインと評価のポイント. コミュニティケア. 6 (12), 2004, 22-31.

Ⅱ 嚥下機能評価

Q 33　嚥下機能を調べる簡単な方法はありますか？

▼

A　嚥下造影検査（VF）や嚥下内視鏡検査（VE）は有用な検査ですが、検査設備と環境が限られ、また頻回に行うことはできません。ベッドサイドや食事場面で、介護者や看護者、リハビリテーションスタッフがこまめに行うことができるスクリーニングテストがあります。

❇ 咀嚼機能のスクリーニング

　咀嚼力判定ガムとしてチューインガムに発色剤を混入したものが市販されています（図1）。ガムは袋から取り出したときは緑色をしていますが、咀嚼することで中から発色剤が出てきます。ガムがしっかり咀嚼されると赤色に変化しますが、十分に咀嚼できないと黄色を帯びた色を呈します。2分間（義歯装着者では3分間）咀嚼して、カラーチャートを使って判定します。

❇ 嚥下機能のスクリーニング

　比較的簡易でリスクも少ない方法として、反復唾液嚥下テスト（RSST：Repetitive Saliva Swallowing Test）と改訂水飲みテスト（MWST：Modified Water Swallowing Test）が利用されています。

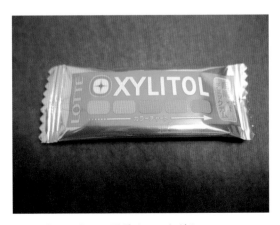

図1　キシリトール咀嚼チェックガム

ロッテ

✿ 反復唾液嚥下テスト

▶web 動画：反復唾液嚥下テスト

①口腔が乾燥している場合はブクブクうがいをします。

②テストを行う人はテストを受ける人の喉頭隆起（のど仏）に指をあてます（図2）。

③「30秒間できるだけ、何回も唾をゴックンと飲み込んでください」と指示を出して、スタートします。

④嚥下運動に伴い、指の腹を乗り越える喉頭挙上が確認できます。30秒で飲み込みが3回未満であれば嚥下機能の低下が疑われます。

　喉頭が挙上する動きかたや力の強さ、スピード、挙上の距離なども指を通して感じることができます。嚥下障害があると1回目の嚥下が可能であっても2回目以降に時間がかかり、不完全な喉頭の上下運動が観察されます。

　意識がはっきりして、テストが理解できる人、協力できる人に対して行いましょう。指示が理解できないと正確な評価はできません。

✿ 改訂水飲みテスト

▶web 動画：改訂水飲みテスト

①冷水3mLを口腔底（下の前歯の裏側）（図3）に注ぎ、飲み込むように指示して飲み込んでもらいます。舌の上に水を入れるとそのまま流れ込んでしまい、誤嚥のリスクが高くなるので避けます。

②飲み込めたときには、発声してもらい湿性嗄声を確認し、表1の評価基準で判定します。

③表1の基準の4以上であれば、最大でさらに2回くり返し、最も悪い場合を評価とします。

　水を誤嚥する可能性があるので、テスト前には十分な口腔ケアを行い、清潔な口腔内で検査をすることが重要です。

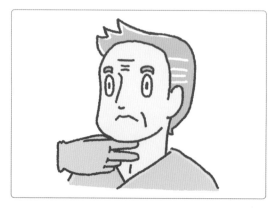

図2　喉頭隆起の上に指をあてて、隆起が上がるのを
　　　確認する

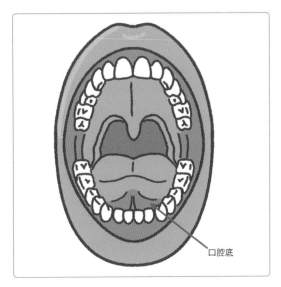

口腔底

図 3　改訂水飲みテストの水の注入位置
口腔底に冷水を注入することで、水が直接喉に流れ込むのを防ぐことができる。

表 1　改訂水飲みテスト（MWST）の判定基準

1a b	嚥下なし、むせなし、湿性嗄声 or 呼吸変化あり 嚥下なし、むせあり
2	嚥下あり、むせなし、呼吸変化あり
3a b	嚥下あり、むせなし、湿性嗄声あり 嚥下あり、むせあり
4	嚥下あり、むせなし、呼吸変化なし、湿性嗄声なし
5	4 に加えて追加嚥下が 30 秒以内に 2 回可能

■ 参考・引用文献
1) 五島朋幸. 食べる障害を評価する. おはよう 21. 19（8）, 2008, 62-5.
2) 小澤公人. "介護施設でできる摂食・嚥下状態のアセスメント". 介護のための摂食・嚥下障害の理解とケア. 小澤公人編. 東京, ナツメ社, 2014, 45-54.

Q 34 意識レベルと呼吸状態のみかたを教えてください。

▼

A 摂食嚥下リハビリテーションを進めるにあたり、意識が清明であること、呼吸機能が安定していることが前提条件です。意識障害は食物を認識することができない、咀嚼や食塊形成のための運動が緩慢になる、嚥下反射が遅延するなどの影響を受けます。

また、嚥下の際にいったん声門は閉鎖して無呼吸となります、これを嚥下性無呼吸といいます。嚥下後、呼吸は呼気から再開されます。これは嚥下の際に気道に侵入しかけた飲食物を呼気により排出する防御機構と考えられています。呼吸不全があると、嚥下性無呼吸が負担となって、呼吸数の増加や呼吸苦、呼吸再開が吸気となるなど、嚥下と呼吸の協調性が障害されることがあります。嚥下機能の評価や訓練を行う前は、意識レベルや呼吸状態を観察することが大切です[1]。

✿意識レベルの評価

第一印象

対面したときに、パッと見た印象が大切なポイントです。何となく様子が変だと感じるその感覚が大事です。声かけしたときに、注意を向けるか、顔色や表情、姿勢、呼吸のしかたなどが観察のポイントです[2]。いつもと反応が違う、何か様子がおかしいといった所見があれば血圧、脈拍、呼吸、体温などのバイタルサインを測定します。

意識レベルのスケール

意識レベルの客観的スケールとしてジャパン・コーマ・スケール（Japan Coma Scale：JCS）（表1）やグラスゴー・コーマ・スケール（Glasgow Coma Scale：GCS）（表2）があります。JCSは主に覚醒状況を表し、緊急時により迅速に意識状態を評価するのにもよく使用されます。GCSは開眼・発語・運動の側面から意識状態を評価して、その合計点数で表します。

✿呼吸状態の評価

呼吸数

呼吸数は基本的なバイタルサインの1つですが、脈拍、血圧、体温とは異なり、意識的にコントロールすることが可能です。したがって「今から呼吸数を測定します」と説明すると、患者は緊張して意識的に呼吸数を変化させてしまいます。手首を触って脈拍を測るふりをし

表1　Japan Coma Scale：JCS

0		意識清明
Ⅰ	覚醒している （1桁）	1. 清明だが今ひとつはっきりしない 2. 見当識がある 3. 自分の名前・生年月日が言えない
Ⅱ	刺激すると 覚醒する（2桁）	10. 普通の呼びかけで覚醒する 20. 大きな声や身体を揺さぶることにより開眼する 30. 痛み刺激を加え呼びかけをくり返すとかろうじて開眼する
Ⅲ	刺激しても 覚醒しない（3桁）	100. 痛み刺激を払いのける 200. 痛み刺激で手足を動かしたり顔をしかめたりする 300. 痛み刺激にまったく反応しない

不穏状態であれば「R：restlessness」、失禁があれば「I：incontinence」、無動性無言症があれば、「A：akinetic mutism」を付記する。
例：覚醒しているが名前・生年月日が言えず、不穏状態
　　→Ⅰ-3R

表2　Glasgow Coma Scale：GCS

開眼：E (eye opening)	4	自発開眼あり
	3	呼びかけに開眼
	2	痛み刺激に開眼
	1	開眼しない
最良言語反応：V (best verbal response)	5	見当識あり
	4	混乱した会話
	3	不適当な発語
	2	理解不明な発語
	1	発語なし
最良運動反応：M (best motor response)	6	命令に応じる
	5	疼痛部へ
	4	逃避する
	3	異常な屈曲運動（除皮質硬直）
	2	伸展反応（除脳硬直）
	1	運動なし

13～15点：軽症　9～12点：中等症　8点以下重症
例：E3V4M5　合計12点
　　気管挿管・気管切開中のVは、発声できないのでT（tube）と表記する。

て、呼吸を観察すると意識を逸らすことができます[3]。成人では呼吸数が12～18回／分が正常範囲であり、20回／分以上は頻呼吸、30回／分以上では緊急度の高い疾患であることが多いので注意を要します。

経皮的動脈血酸素飽和度

　　パルスオキシメータを使用して、経皮的動脈血酸素飽和度（SpO_2）を測定します。96～99％が標準値とされ、90％以下の場合は呼吸不全が疑われます。SpO_2の測定は安静時だけではなく、食事中や食後の呼吸状態のモニタリングとしても利用されています。

■ 参考・引用文献
1) 福岡達之. "意識レベルと呼吸状態はどのようにみる？". 言語聴覚士のための摂食嚥下リハビリテーションQ&A. 福岡達之編. 東京, 協同医書出版社, 2016, 2-4.
2) 佐野成美. 高齢者に起こりやすい急変とその対応 ①意識障害. Nursing Today. 29（2）, 2014, 14-8.
3) 河野裕美ほか. 呼吸数・呼吸音. Emergency Care. 27（6）, 2014, 23-8.

Q35 舌圧はどうやって測りますか？

▼

A ヒトが生活を維持する上で欠かせない、食べる、味わう、そして、しゃべるという機能は、舌と深く関連しています。しかしこれまで、舌の機能、とくに運動機能を数値で評価する方法はほとんどありませんでした。そのため、開口状態での舌の可動性の視診や、舌圧子による触診での代替的な評価が行われてきました。近年、口腔内で舌圧を簡便に測定する機器が開発されて、舌の運動機能を定量的に評価することが可能になりました[1]。

❀ 舌機能の一端を示す舌圧

舌圧とは、舌が上顎に接触する力で、舌圧が弱いと、「噛んで飲み込む」という一連の動きに支障が出ます。食塊を一気に食道に送り込めなくなるので、口蓋や咽頭に食べ物が残ることがあり、これが食道ではなく気管に侵入すると、むせを生じたり誤嚥性肺炎の原因にもなったりします。摂食以外にも滑舌が悪くなり発音が不明瞭になることもあります。

❀ 舌圧測定の実際

ここで、JMS舌圧測定器による検査の流れを紹介します（図1）。測定器は本体と連結

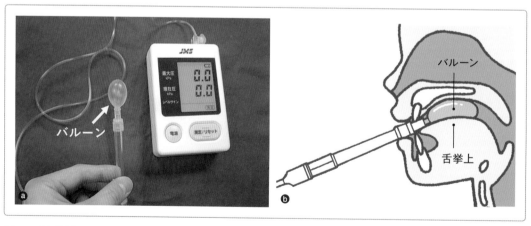

図1 舌圧測定器による検査
ⓐ 舌圧測定器（ジェイ・エム・エス社）。
ⓑ 口腔内に入れたバルーンを、舌と口蓋の間で押しつぶして圧力を測定する。

ⓐは文献3）p589より転載。

表1　年代別最大舌圧の基準値

	平均値± SD	目安
成人男性（20 ～ 59 歳）	45 ± 10	35 ～
成人女性（20 ～ 59 歳）	37 ± 9	30 ～
60 歳代（60 ～ 69 歳）	38 ± 9	30 は欲しい
70 歳以上	32 ± 9	20 は必要

（kPa）
文献2) p25 より転載。

チューブ、舌圧プローブから構成されています。術者が舌圧プローブを保持し、バルーン部を口蓋前方にあてがい、リングの部分を上下切歯で軽く挟み、口唇を閉鎖するように指示します。

　その後、「その風船を舌で思い切り上顎に押し付けてつぶしてください」と指示します[2, 3]。舌による押しつぶしは 5 ～ 7 秒程度行います。測定時、バルーン部に加わる圧力が「現在圧」として表示され、測定中の最大値が「最大圧」として表示されます。その強弱は圧力の単位kPa（キロパスカル）で表されます。舌圧が、30kPa 未満の場合、低舌圧で舌運動機能の低下が疑われます（表1）。

　これまで舌圧低下の大きな原因は、加齢と考えられていました。しかし、10 ～ 30 歳代の人の中にも舌圧が 30kPa 未満で、「むせる」「飲み込みにくい」という自覚症状のある人がいる、というデータもあるようです。舌圧の低下は高齢者だけの問題ではなくなっているのかもしれません。

　なお、この検査は 65 歳以上の口腔機能低下を認める患者や、65 歳未満でも脳卒中やパーキンソン病などの疾患を有し、口腔機能低下症が疑われる患者には健康保険が適用されます。

■ 参考・引用文献
1) 津賀一弘. 高齢者の口腔機能向上への舌圧検査の応用. 日本補綴歯科学会誌. 8（1），2016，52-7.
2) 福岡達之. "舌圧はどうやって計る？". 言語聴覚士のための摂食嚥下リハビリテーション Q&A. 福岡達之編. 東京，協同医書出版社，2016，23-6.
3) 廣瀬知二ほか. 食べられる口づくりのための歯科補綴的支援. 地域リハビリテーション. 12（7），2017，587-90.

Q 36　頸部聴診法でどんなことがわかりますか？

A　頸部聴診法は、食塊を嚥下する際に咽頭部で生じる嚥下音ならびに嚥下前後呼吸音を頸部より聴診し、嚥下音の性状や長さ、呼吸音の性状や発生するタイミングを聴取して、嚥下障害を判定する方法です。この方法は聴診器のみで誤嚥や喉頭侵入などを判定するスクリーニング法としてベッドサイドでも簡便に行えるため、医療や介護の現場で広く用いられています。また、改訂水飲みテストなどの他のスクリーニングテストと併用することにより、より正確な判定が得られると考えられています[1]。

使用する器具、試料

聴診器

　頸部聴診は、頸部に軽く接触させて聴診器を用いて行います。胸部や腹部と比較して頸部は狭く、高齢者では姿勢や体格などの関係で、大きい接触子により嚥下運動が阻害される場合もあるので、接触子の小さい小児用や新生児用のほうが扱いやすいでしょう。また、接触子はベル型、膜型どちらでも可能ですが、ベル型はしっかりと密着させる必要があるので膜型のほうが扱いは容易です。

咽喉マイク

　複数で聴診音を同時に聴取する場合は、咽喉マイク（図1）と拡声器の使用が有用です。この方法を用いると聴診器の固定に伴う、被験者の負担が少なく、また検査者はハンズフリーとなり、頸部の触診や食事介助を同時に行うことができます。さらに音声レコーダーによる記録

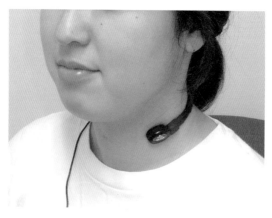

図1　咽喉マイク

南豆無線電機

も可能となります[2]。

嚥下試料

少量（1～2mL）の氷水か、1、2個の小さな氷砕片、冷やした少量のゼリーなどを使用します。これらの試料は、被験者が口腔内や咽頭部で試料の位置を認識しやすく、冷刺激により嚥下反射も誘発されやすくなります。

✿頸部聴診法の実際

聴診部位

前頸部中央部に位置する喉頭（甲状軟骨・輪状軟骨）側面にあてて聴診を行います（図2）。呼吸音・嚥下音が十分聴取でき、接触子が嚥下運動を妨げない位置を選びます[3]。

聴診方法

判定精度を上げるために聴診に先立ち、口腔ケアを行います。そして咽頭内に貯留物があれば、喀出や吸引で除去します。その後、被験者に呼気をしてもらい聴診します。次に、準備した嚥下試料が嚥下されるときに産生される嚥下音を聴診します。嚥下が終了したら再度呼気音を聴診して、嚥下前の呼気音と比較します。

判定

正常な場合は、明瞭なコクンという嚥下音と、嚥下直後に「ハー」という澄んだ呼気音が聴取できます。一方、異常音では音が泡立つように大きくなったり、小さくなったり、嚥下音が長くなったりと音の変化がみられます。

判定基準を表1、2（→p100）に示します。DVD付きの解説書などで[3]、正常音、異常音を聴き比べてトレーニングされることをおすすめします。

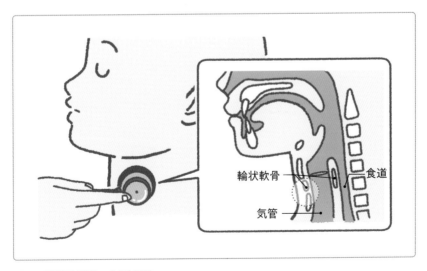

図2　頸部聴診法の触診部位
聴診する際は、喉頭挙上運動を妨げないように注意する。

表1 嚥下音による判定基準

嚥下音		判定
長い嚥下音や弱い嚥下音、複数回の嚥下音	➡	舌による送り込みの障害、咽頭収縮（pharyngeal contraction）の減弱、喉頭挙上障害、食道入口部の弛緩障害
泡立ち音（bubbling sound）やむせに伴う喀出音	➡	誤嚥
嚥下音の合間の呼吸音の聴取	➡	呼吸停止―嚥下―呼吸再開という呼吸・嚥下パターンの失調 喉頭侵入、誤嚥

文献1）p455 より転載。

表2 呼吸音（呼気音）による判定基準

呼吸音（呼気音）		判定
湿性音（wet sound）、嗽音（gargling sound）、あるいは液体の振動音（嚥下造影所見では気道内に貯留あるいは付着した液体が呼気流により振動する現象が確認される）	➡	誤嚥や喉頭侵入あるいは咽頭部における液体の貯留
むせに伴う喀出音や喘鳴様呼吸音	➡	誤嚥

文献1）p455 より転載。

■ 参考・引用文献
1）高橋浩二. 食べる機能の検査法. 臨床栄養. 111（4）, 2007, 450-8.
2）廣瀬知二. 頸部聴診における咽喉マイクの有効性. 北海道医療大学歯学雑誌. 35（2）, 2016, 149.
3）大野木宏彰. "頸部聴診法". 嚥下の見える評価をしよう！ 部聴診法トレーニング. 高橋浩二監. 大阪, メディカ出版, 2011, 44-50.

Ⅱ　嚥下機能評価

Q 37 嚥下造影検査（VF）、嚥下内視鏡検査（VE）ではどんなことがわかりますか？

A 　反復唾液嚥下テスト（RSST）や改訂水飲みテスト（MWST）のようなスクリーニング検査のほかに、より専門的な嚥下障害の診断や評価を行うことができる検査として、嚥下造影検査（VF）と嚥下内視鏡検査（VE）があります。

　これらの検査は、①診断のための検査：形態的異常、機能的異常、誤嚥、残留をなどの所見から、症状と病態との関係を明らかにする、②治療のための検査：食形態や摂食時の体位、摂食方法を調整しリハビリテーションに反映させる、という2つの目的があります[1]。どちらの検査も実際の食事場面とは少し異なる状況下ではあるものの、食塊の移動や嚥下関連器官の動き、誤嚥の有無などを評価することができ、嚥下リハビリテーションに活用されています。

　この2つの検査には、それぞれにメリットとデメリットがあります。組み合わせて評価を行うことで、多角的情報から適切な対応を考えることができます[2, 3]。

✿嚥下造影検査
(Videofluoroscopic Examination Of Swallowing：VF)

　嚥下造影検査は、造影剤を含んだ液体や食物を摂取して、口への取り込みから咀嚼、咽頭への送り込み、嚥下が終了するまでの過程をX線透視装置で観察する検査です（図1 → p102）。咀嚼や食塊形成の能力、口腔咽頭の食塊残留、誤嚥・喉頭侵入、胃食道逆流の有無などを評価することができます。

　嚥下障害に対する検査の中で、最も有力な情報が得られる方法ですが、放射線による被曝を伴う、X線室でしか検査できない、造影剤を含んだ検査食品が必要といったデメリットがあります。

✿嚥下内視鏡検査
(Videoendoscopic Examination Of Swallowing：VE)

　嚥下内視鏡検査は鼻腔から内視鏡を挿入し、鼻咽腔から咽頭・喉頭を観察する検査です。咽頭の様子を直視下で観察できることから、声門閉鎖機能や食物の咽頭残留の状態、唾液・残留物の誤嚥の有無を確認できます（図2 → p102）。放射線被曝を伴わず持ち運びできるので、ベッドサイドでの検査も可能です。デメリットとしては、内視鏡挿入時の違和感、口腔期と食

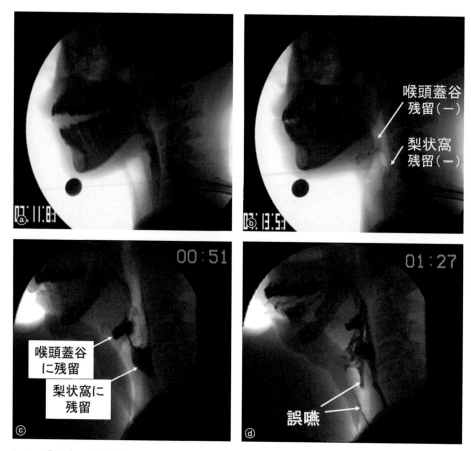

図1　嚥下造影検査画像

ⓐ 正常：咽頭期。
ⓑ 正常：嚥下終了後に喉頭蓋谷（こうとうがいこく）や梨状窩（か）に残留がみられない。
ⓒ 嚥下終了後に喉頭蓋谷と梨状窩（か）に残留がみられる。
ⓓ 誤嚥（気管の一部に食物が流れてしまった状態）。

北海道医療大学木下憲治先生のご厚意による。

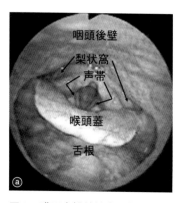 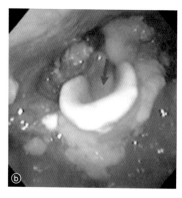 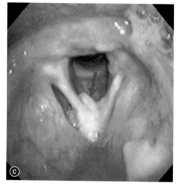

図2　嚥下内視鏡検査画像

ⓐ 正常：嚥下後下咽頭に食物の残留がみられないクリアな状態。
ⓑ 食事中（嚥下前の stage Ⅱ transport の咽頭）の観察。喉頭口に食物が存在する（誤嚥してしまう可能性が高く、実際に誤嚥した）。
ⓒ 誤嚥：食物が声帯を超えて気道へ向かっている。

北海道医療大学木下憲治先生のご厚意による。

道期の観察ができないことです。嚥下時に内視鏡の先端が食物や咽頭組織の覆われてしまうため、「嚥下の瞬間」は画面が白くなってしまい（ホワイトアウト）、嚥下反射中に何が起こっているかがみられないことがあげられます。

■ **参考・引用文献**
1) 木下憲治. 摂食・嚥下障害. 治療. 2004, 1310-2.
2) 武原 格. 嚥下障害リハビリテーション入門 II 嚥下障害の検査—VF と VE による病態の理解—. Jpn J Rehabil Med. 50 (5), 2013, 345-51.
3) 齊藤雅史ほか. 看護の現場ですぐに役立つ摂食嚥下ケアのキホン. 東京, 秀和システム, 2018, 46-50.

Q 38 栄養状態のみかたは？

A 太らない食品ややせるためのサプリメントなど、ダイエットに関連したコマーシャルを目にしない日はないほどです。また、栄養管理についても、糖尿病や肥満、高血圧症に関連した「過剰栄養摂取」への対応に注目が集まっています。しかし、高齢者、とくに嚥下障害を有する高齢者は低栄養状態にある方も多くいらっしゃいます。低栄養は肺炎や褥瘡などの発症リスクを増加させ、生命予後に影響を与える大きな因子となります[1]。

❈栄養状態のスクリーニング

低栄養状態の可能性がある患者を抽出するために行います[2]。「簡易栄養状態評価表（Mini Nutritional Assessment-Short Form：MNA®-SF）」が、簡単に評価できる有用なツールです（図1）。6つの質問項目で、最大14ポイントのスクリーニング値によって、「栄養状態良好：12～14ポイント」、「低栄養のおそれあり（At risik）：8～11ポイント」、「低栄養：0～7ポイント」の3群に分類されます。

❈栄養状態の指標

身体計測

◉身長・体重

身長と体重から得られる指標としては、BMIと体重変化率がよく用いられます。

BMI（Body Mass Index）は、BMI＝体重（kg）/身長^2（m）で算出されます。18.5以上～25.0未満を「ふつう」、25.0以上を「肥満」とし、18.5未満を「やせ」と判定します。年齢別で目標となるBMIの範囲は、18～49歳で18.5～24.9、50～69歳で20.0～24.9、70歳以上で21.5～24.9であり[3]、この目標範囲を下回れば食事量が不足、上回れば過剰と判定して改善を勧めます。

体重減少率は、体重減少率（%）＝（以前の体重[kg]－現体重[kg]）/以前の体重（kg）×100から算出された値です。身長と体重を定期的に計測して、体重の減少率が大きい場合は、栄養状態の低下を疑います。1カ月間で5%、3カ月間で7.5%、6カ月間で10%以上の場合は有意な体重変化と判断し、栄養障害を考えて対処します。

簡易栄養状態評価表
Mini Nutritional Assessment-Short Form
MNA®

Nestlé Nutrition Institute

氏名:

性別:　　　　　年齢:　　　　　体重:　　　　　kg　身長:　　　　　cm　調査日:

下の□欄に適切な数値を記入し、それらを加算してスクリーニング値を算出する。

スクリーニング

A 過去3ヶ月間で食欲不振、消化器系の問題、そしゃく・嚥下困難などで食事量が減少しましたか?
　　0 = 著しい食事量の減少
　　1 = 中等度の食事量の減少
　　2 = 食事量の減少なし　　　　　　　　　　　　　　　　　　　　　□

B 過去3ヶ月間で体重の減少がありましたか?
　　0 = 3 kg 以上の減少
　　1 = わからない
　　2 = 1〜3 kg の減少
　　3 = 体重減少なし　　　　　　　　　　　　　　　　　　　　　　　□

C 自力で歩けますか?
　　0 = 寝たきりまたは車椅子を常時使用
　　1 = ベッドや車椅子を離れられるが、歩いて外出はできない
　　2 = 自由に歩いて外出できる　　　　　　　　　　　　　　　　　　□

D 過去3ヶ月間で精神的ストレスや急性疾患を経験しましたか?
　　0 = はい　　　　2 = いいえ　　　　　　　　　　　　　　　　　　□

E 神経・精神的問題の有無
　　0 = 強度認知症またはうつ状態
　　1 = 中程度の認知症
　　2 = 精神的問題なし　　　　　　　　　　　　　　　　　　　　　　□

F1 BMI (kg/m²) : 体重(kg)÷[身長 (m)]²
　　0 = BMI が19 未満
　　1 = BMI が19 以上、21 未満
　　2 = BMI が21 以上、23 未満
　　3 = BMI が 23 以上　　　　　　　　　　　　　　　　　　　　　　□

BMI が測定できない方は、**F1** の代わりに **F2** に回答してください。
BMI が測定できる方は、**F1** のみに回答し、**F2** には記入しないでください。

F2 ふくらはぎの周囲長(cm) : CC
　　0 = 31cm未満
　　3 = 31cm以上　　　　　　　　　　　　　　　　　　　　　　　　□

スクリーニング値
(最大 : 14ポイント)　　　　　　　　　　　　　　　　　　　　□　□

12-14 ポイント:　　　　栄養状態良好
8-11 ポイント:　　　　　低栄養のおそれあり (At risk)
0-7 ポイント:　　　　　　低栄養

Ref.　　Vellas B, Villars H, Abellan G, et al. *Overview of the MNA® - Its History and Challenges.* J Nutr Health Aging 2006;10:456-465.
Rubenstein LZ, Harker JO, Salva A, Guigoz Y, Vellas B. *Screening for Undernutrition in Geriatric Practice: Developing the Short-Form Mini Nutritional Assessment (MNA-SF).* J. Geront 2001;56A: M366-377.
Guigoz Y. *The Mini-Nutritional Assessment (MNA®) Review of the Literature - What does it tell us?* J Nutr Health Aging 2006; 10:466-487.
Kaiser MJ, Bauer JM, Ramsch C, et al. *Validation of the Mini Nutritional Assessment Short-Form (MNA®-SF): A practical tool for identification of nutritional status.* J Nutr Health Aging 2009; 13:782-788.
® Société des Produits Nestlé, S.A., Trademark Owners
© Société des Produits Nestlé SA 1994, Revision 2009.
さらに詳しい情報をお知りになりたい方は、**www.mna-elderly.com** にアクセスしてください。

図1　**簡易栄養状態評価表 (MNA®-SF)**

ネスレヘルスサイエンスより許諾を得て転載。

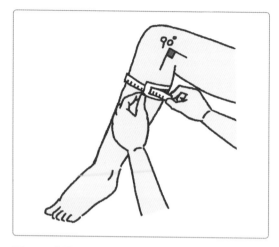

図2　下腿周囲長の計測のしかた

膝をなるべく直角に曲げて（できないケースでは無理をしない）、
ふくらはぎの一番太いところを計測する。

◎ **下腿周囲長**

　　ふくらはぎの一番太いところを測ります（図2）。MNA®-SF では、体重が測定できず BMI がわからない場合、かわりに下腿周囲長 31.0cm をカットオフ値にしています。

血液生化学的検査

　　医療機関で血液生化学的検査を受けている場合は、低栄養かどうかをより明確に判断できます。多くの検査項目がありますが、とくに血清アルブミン値とヘモグロビン値について着目します。

　　血清アルブミン値（Alb）は、摂取たんぱく質をよく表す指標です。3.5g/dL 以下の場合は低栄養を疑います。

　　栄養状態が低下すると、ヘモグロビン値も低下します。男性の場合は 13.1 〜 16.6g/dL、女性の場合は 12.1 〜 14.6g/dL までが基準範囲とされています。

■ **参考・引用文献**
1）菊谷 武. 栄養を診る. デンタルハイジーン. 23（6）, 2003, 551-5.
2）渡邉光子. "栄養状態はどうやって把握する？". 言語聴覚士のための摂食嚥下リハビリテーション. 福岡達之編. 東京, 協同医書出版, 2016, 5-8.
3）「日本人の食事摂取基準」策定検討会. 日本人の食事摂取基準 2020 年版. 厚生労働省. 2019, 60-1.

Q 39　よだれが多い患者への対処方法を教えてください。

▼

A　唾液は口腔内を潤し、味覚や嚥下、消化、口腔内の自浄などの重要な役割を果たしています。一方、唾液が口唇を超えるよだれ（流涎）は、脳卒中後遺症や、パーキンソン病、筋萎縮性側索硬化症（ALS）などの神経疾患、神経障害をもつ小児などにみられます。流涎は顔面の皮膚炎や異臭といった身体的問題を引き起こすばかりでなく、対人関係において相手に不快感を与えるため、孤立につながるといった社会的問題を生じる場合があります。

❀ 流涎の対策

　流涎の原因は、①神経的刺激や歯科疾患による唾液分泌量過多によるものと、②口腔および顔面の運動機能障害のために口腔内での唾液の保持や、適切な唾液の嚥下ができなくなったものとがあります。

　対策としては、う歯治療、投与されている薬剤の見直しにより唾液分泌を増加する原因を取り除く、行動療法、薬物療法、唾液腺の切除・摘出、唾液腺管の結紮（けっさつ）などがあります。

❀ 唾液腺のアイスマッサージ　　　　　　▶web 動画：唾液腺のアイスマッサージ

　比較的介入しやすい対処法として唾液腺のマッサージが唾液を減少させる効果があります[1, 2]。

　氷水を入れた寒冷刺激器またはペットボトルで、唾液腺（耳下腺、顎下腺、舌下腺）上の皮膚を回すようにマッサージします（図1 →p108）。1カ所につき 10 ～ 15 秒間、皮膚が軽く発赤する程度が目安です。冷たすぎて耐えられない場合は時間を短くして行います。これを1日3回食前に行い、2 ～ 3 週間継続して、効果を確認し、継続するかどうかを判断します。実施するにあたって、①嫌がる場合は無理に行わない、②長時間同じところにあて続けない、③皮膚障害のリスクがあるのでマッサージ後に皮膚の状態を観察するといった注意が必要です。

　効果の機序は明らかではありませんが、寒冷刺激による唾液分泌抑制と嚥下運動改善の両方の可能性があります。アイスマッサージの後は筋の緊張がとれて口唇が閉じやすくなります。口唇の閉鎖訓練、唾液を嚥下する訓練を併用すると効果的です。

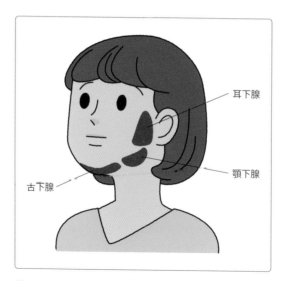

図1　アイスマッサージの部位

■ 参考・引用文献
1) 深谷祐子ほか. 流涎のある患者に対する唾液腺上皮膚アイスマッサージとその評価. BRAIN NURSING. 25 (6), 2009, 66-8.
2) 木口らんほか. 寒冷刺激器による唾液腺上の皮膚アイスマッサージが健常成人の唾液分泌に及ぼす影響. 日本摂食嚥下リハビリテーション学会誌. 11 (3), 2007, 179-86.
3) 日本摂食嚥下リハビリテーション学会医療検討委員会. 訓練法のまとめ (2014 版).

Ⅲ 摂食嚥下訓練

Q 40 舌接触補助床はどのような症例に効果が期待できますか？

▼

A 脳血管疾患やパーキンソン病、筋萎縮性側索硬化症（ALS）による舌の運動障害や口腔がん手術後で、実質欠損がある場合に効果が期待できます。

歯科では歯の欠損に対して、義歯（入れ歯）やブリッジのような補綴装置（Prosthesis）（p70 Q25 参照）を用いて機能を回復する治療が日常的に行われています。この治療の特性を、嚥下障害に応用したのが嚥下補助装置によるアプローチです[1、2]。嚥下補助装置の中で比較的多く適応されるのが、舌接触補助床（Palatal Augmentation Prosthesis：PAP）です。嚥下補助装置の国内での適応患者は年間 16,368 例、それに対して 4,446 例にしか製作されておらず、11,922 例に装置が製作されていないとの推計報告もありますので[3]、必要としている患者さんは多いと考えられます。

舌接触補助床（PAP）とは

　　上顎に装着する装置です。装置の口蓋部に厚みをもたせて、嚥下時に口蓋と舌を接触しやすくする構造です（図1）。装置の形態は歯の欠損の有無によって、口蓋のみを覆うかたちのもの（口蓋床型〔図2 → p110〕）と、上顎義歯と一体化したもの（義歯一体型〔図3 → p110〕）があります。義歯一体型は、まず口蓋を覆う義歯を製作し、その後口蓋の形態を調整していきます。すでに上顎の義歯があれば、その義歯の口蓋部に PAP としての形態を付与することも

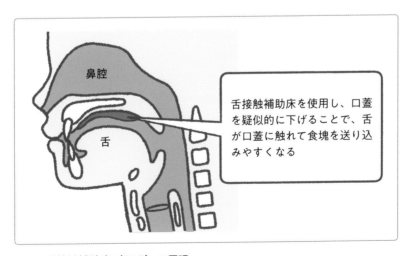

鼻腔

舌

舌接触補助床を使用し、口蓋を疑似的に下げることで、舌が口蓋に触れて食塊を送り込みやすくなる

図1　舌接触補助床（PAP）の原理

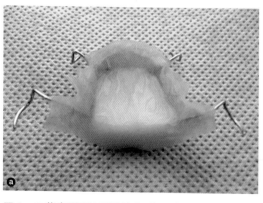
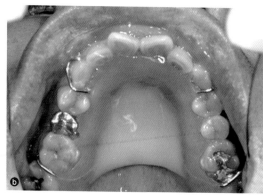

図2 口蓋床型舌接触補助床（PAP）の一例

ⓐ 上顎の歯に欠損がない場合は、口蓋を覆う装置を製作して舌の接触に合わせて、口蓋部の厚みを調整する。
ⓑ 装置は歯により維持される。

ⓐⓑともに、文献2) p589 より転載。

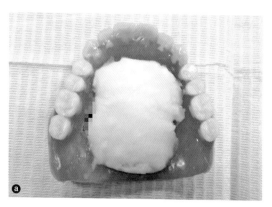
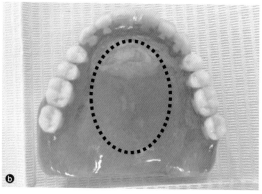

図3 義歯一体型舌接触補助床の一例

ⓐ 既存の義歯の口蓋部に調整材を貼付して舌の動きを印記する。
ⓑ 舌の接触に合わせて口蓋部に厚みをもたせて、PAP の形態を付与した状態。

ⓐⓑともに、文献2) p589 より転載。

少なくありません。

　適応か否かの診断や、効果の判定には嚥下造影検査により摂食時の口腔内残留を確認するのが望ましいのですが、舌圧測定（p96 Q35 参照）、舌萎縮の有無、舌苔（ぜったい）の付着や義歯口蓋部の汚れの状況などから見極めることも可能です。

　口蓋を装置で覆うため、感覚が低下する欠点と流涎（よだれ）が増えることがありますが、食事中に PAP を装着することにより、食塊の送り込む補助、誤嚥リスクの軽減に貢献することができます。また、嚥下機能の補助以外に、「タ」行、「カ」行、「ラ」行の構音が不明瞭なケースで改善効果がある場合があります。

■ 参考・引用文献
1) 廣瀬知二. 摂食・嚥下障害のための補助装置. 難病と在宅ケア. 17（5）. 2011. 59-61.
2) 廣瀬知二ほか. 食べられる口づくりのための歯科補綴的支援. 地域リハビリテーション. 12（7）. 2017. 587-90.
3) 上田耕一郎ほか. 摂食・嚥下障害に対する機能改善のための義歯型補助具の普及性. 老年歯科医学. 25（2）. 2010. 123-30.

III 摂食嚥下訓練

Q 41 嚥下障害に有効なセルフトレーニングの方法はありますか？

▼

A 日常生活の中で何気なく行っている動作の中には、摂食嚥下リハビリテーションと共通の要素が多くあります。意識して取り組むことでリハビリテーションとしての効果を得ることができます（図1）[1, 2]。

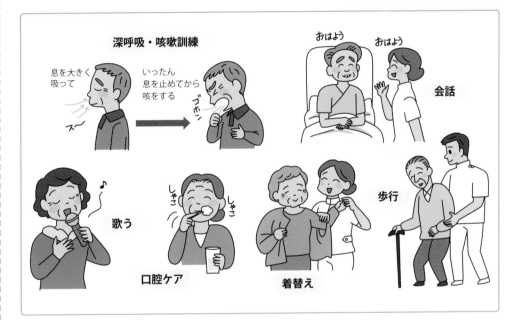

図1 **摂食嚥下リハビリテーションにつながる日常動作**

摂食嚥下リハビリテーションの効果が期待できる日常動作

深呼吸・咳嗽訓練

朝起きたら深呼吸をしましょう。鼻から息を吸って、いったん止めてから、口から思い切り息を吐き出し、最後に咳払いをします。胸郭の拡大、気道分泌物排出の促進を目的とします。

座位保持・歩行

安全に食事を進めるには、安定した座位を一定期間保持することが必要です。ベッドに臥床していることが多い場合は、車椅子に移乗することが体幹を保持するための筋力トレーニングになります。

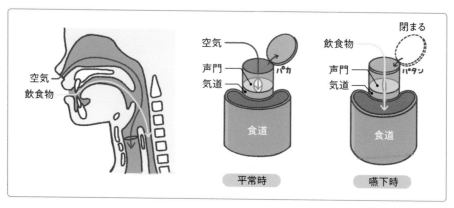

図2　嚥下時無呼吸
食塊が食道に送り込まれるときに強い呼吸が起きると、食塊が空気と一緒に気道に吸い込まれてしまうので、これを防ぐために飲み込む瞬間は呼吸が停止した状態になる。嚥下時に喉頭蓋により気道にフタがされ、鼻から肺への空気の出入りが一瞬停止し、食塊が食道に誘導される。

口腔ケア

　歯を磨くには、歯ブラシをもつ指先の力と、歯ブラシを口まで運ぶ上肢の力、そして上肢と指先を協調しての運動が必要です。これらの動作は、箸やスプーンを使って摂食するときの、上肢・指先の運動と共通するところがあります。また、口腔内に水を保持して口唇を閉じ、頬を動かすブクブクうがいは、捕食、食物の口腔保持、食塊形成に必要な口唇、頬、舌の動きにつながります。

着替え

　着替えは、肩、頸部、肩甲骨周囲に広範囲な面積を占める僧帽筋や四肢の運動となります。関節可動域の拡大につながるとともに、手を広げる動作をすることで胸郭が広がるため、嚥下に関連する呼吸筋によい影響をもたらします。

会話

　口唇や頬・舌など、口の周囲の運動機能は、使うことにより向上します。あいさつや日常会話が、構音訓練となると同時に、嚥下時に使用する筋肉のトレーニングになります。

歌を歌う

　カラオケや詩吟を詠むことは、口唇・頬・舌などの運動になるだけでなく、呼吸と嚥下との協調である嚥下時無呼吸（図2）の確保につながります。また、咳嗽する力が弱い場合は、腹部の筋肉が増強する効果が期待できます。

■ **参考・引用文献**
　1) 岩腰紀子. "自宅でできる摂食・嚥下リハビリテーションにはどんなものがありますか？". できることから始める摂食・嚥下リハビリテーション実践ガイド. 寺見雅子編. 東京, 学研メディカル秀潤社, 2012, 118-20.
　2) 廣瀬知二ほか. 身近なことから始められる嚥下障害の対策はありませんか？. デンタルハイジーン. 36 (5), 2016, 546-8.

Ⅲ 摂食嚥下訓練

Q 42 のどのアイスマッサージは有効ですか？

▼

A 　のどのアイスマッサージは口腔内の感覚機能を高めることで、唾液分泌の促進、嚥下運動を誘発させる嚥下促通訓練の1つです。凍らせた綿棒を用いて、嚥下反射を誘発しやすい部分に刺激を与えることで、刺激に対する感受性を高め、嚥下反射を起こしやすくするものです。エビデンスが十分ではなく、嚥下機能の改善につながらないのではないかと意見もありますが、意識が低下している患者や指示に従えない患者にも実施が可能で、適応が広い訓練です。嚥下反射惹起までの時間を短縮し、随意的嚥下ができない患者でも嚥下反射を惹起することができます[1]。基礎的嚥下訓練としてだけではなく、食事前の準備として、また食事中に動きが止まってしまったときにも用いられます。

✿アイスマッサージの方法

以下の方法で行います。

①あらかじめ凍らせておいた綿棒に少量水をつけて、水がしたたり落ちないように軽くしぼります。

②口蓋弓、舌後半部や舌根部、軟口蓋や咽頭後壁の粘膜を、軽く表面を撫でるような感じでマッサージします（図1）。あまり強くぐいぐいとマッサージしないように注意します。

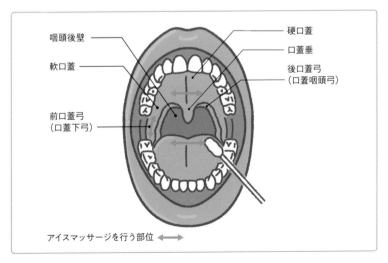

図1　アイスマッサージを行う部位
嘔吐反射は消失している場合が多いが、反射が強い場合には、最初に舌先や硬口蓋を綿棒でマッサージし奥へと進める。それでも反射が出る場合には中止する。

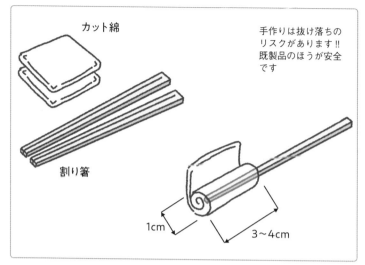

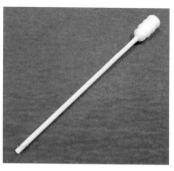

図3　市販の綿棒

アイスマッサージの途中で折れたり、曲がったりしないよう、軸の部分に強度があるかを確認してから使用する。

図2　綿棒のつくりかた [2]

アイスマッサージ用綿棒は、割り箸にカット綿を巻くことで作製することができるが、抜け落ちのリスクがある。

　　　強い刺激は迷走神経反射により血圧低下や徐脈を起こすことがあるので危険です。

　③綿棒を抜いてから、口を閉じて唾液を飲み込むよう促します。反応をみながら休憩を含めて5分ぐらいを目安に行います。

　意識的に嚥下ができない患者でも、数秒間刺激すると嚥下反射が起こります。嚥下反射が起こりにくい場合は、綿棒を抜き取って口を閉じ、頸部を前屈すると起こりやすい場合があります。意識レベルの低下や認知症により綿棒を吸ってしまう場合は無理に口腔内を触らずに、アイスマッサージ用綿棒に浸す水を少なめにして、少量の水を吸って嚥下することで反射を誘発します [3]。

　綿棒は、割りばしとカット面で、図2のように手作りしてもよいのですが、衛生面と先端抜け落ちのリスクを考慮すると、既製品（図3）を使用したほうが清潔で安全です。

■ 参考・引用文献

1) 日本摂食嚥下リハビリテーション学会医療検討員会. 訓練法のまとめ（2014版）. 日本摂食嚥下リハビリテーション学会誌. 18（1）, 2014, 55-89.
2) 藤島一郎. 口から食べる嚥下障害 Q&A. 東京, 中央法規出版, 1995, 163-5.
3) 北篠京子ほか. "ナースが行う基礎訓練と摂食訓練". ナースのための摂食・嚥下障害ガイドブック. 藤島一郎編. 東京, 中央法規出版, 2005, 94-113.

III 摂食嚥下訓練

Q 43 舌の訓練はどのように行いますか？

▼

A 舌は咀嚼、嚥下、構音にとって不可欠な器官です。全身の筋力低下や廃用により舌の筋力が低下すると、咀嚼運動や嚥下運動に障害を来します[1]。舌の運動に問題がある場合は、舌の運動訓練を行います[2,3]。

✿方法

前後運動

できるだけ舌を前方に突き出し、舌根部の方向に力を入れ引き入れるように、しっかりと引っ込めます。10回を1セットとして2～3回行います（図1）。

左右運動

左右の口角にしっかりと舌尖をつけます。ゆっくりときちんと口角に触れるようくり返します。10回を1セットとして2～3回行います（図2→p116）。

上下運動

舌尖を上下させて、上唇と下唇をなめます。10回を1セットとして2～3回行います（図3→p116）。

前後抵抗運動

舌圧子（スプーンで可）を舌尖で押します。10回を1セットとして2～3回行います（図4→p116）。

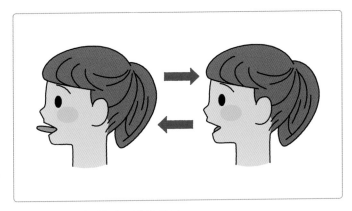

図1 前後運動（突出・引き戻し）

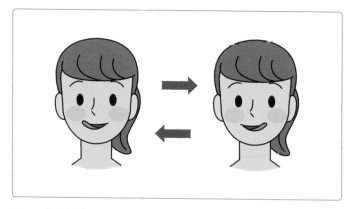

図 2　左右運動

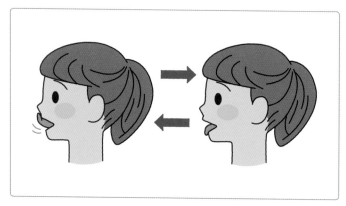

図 3　上下運動

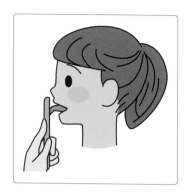

図 4　前後抵抗運動

■ **参考・引用文献**
1) 松尾浩一郎. 摂食嚥下機能の訓練. 診断と治療. 106（10），2018，1261-6.
2) 清水充子. "間接訓練の実際". 摂食・嚥下障害ベストナーシング. 向井恵ほか編. 東京，学研秀潤社，2010，78-93.
3) 菊谷 武氏. 口腔リハビリテーション. Aging & Health. 19，2010，18-21.

III 摂食嚥下訓練

Q 44 口唇・頰の訓練はどのように行いますか？

▼

A 　口唇・頰の訓練は、主に準備期、口腔期に係る、食物の取り込み、咀嚼運動、食塊形成に対応しています。訓練は自動運動と他動運動に大別されます。自動運動は筋の随意的コントロールによる運動をいいます。一方、他動運動とは術者の徒手や器具、患者自身の力によって運動を行う方法で、筋の随意運動がまったくない場合にも使え、とくに急性期のリハビリテーションには重要な方法です[1]。これらの訓練は、口腔が乾燥している状態で行うと痛みを伴ったり、粘膜を傷つけたりするため、口腔内が湿潤していることを確認して行います。乾燥している場合は口腔保湿剤を塗布してから行うようにしましょう。

🦷 口唇の訓練[2, 3]

口輪筋とオトガイ筋を刺激する訓練です。

自動運動（図1）

①突出（「ウー」と発音するときの口の形）と横引き（「イー」と発音するときの口の形）を、10 ～ 20 回くり返します ▶web 動画：口唇訓練 。

②口をすぼめたまま左右に動かします。10 回を 1 セットとして 2 ～ 3 セット行います。

他動運動（図2 → p118）

①上下の口唇を 3 分の 1 ずつ指でつまんで離します。

②人差し指を口腔前庭部に入れて外側から親指で軽くはさむようにして膨らまします。中にあめ玉が入っているように膨らませるのがポイントです。口唇を引っ張らないように

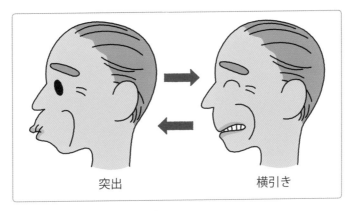

突出　　　　　　　　横引き

図1　**口唇の訓練（自動運動）**

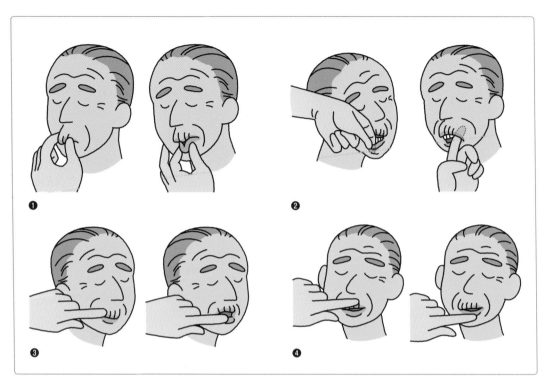

図2　口唇の訓練（他動運動）
❶ かたくなって動きが悪くなっている口唇をつまむ。
❷ 口唇と歯肉の間に指を入れ、外側に膨らます。
❸ 口唇が歯肉から離れないように注意しながら縮める。
❹ 口唇を歯に向かって軽く押さえつけ、そのままゆっくり押し上げ（下げ）る。

します。口唇の内側に指を入れるので、上下唇小帯を避けて全部で4カ所行います。

③人差し指を上口唇の赤唇部に置き、鼻のほうへ向かって押し上げます。同様にして、下口唇赤唇部をオトガイ部に向かって押し下げます。分割は上下それぞれ3等分。口唇が内や外にめくれないようにします。

④人差し指を赤唇と皮膚の境目に置き、前歯を軽く押さえるよう押し下げ（上げ）ます。上下それぞれ3等分で行います。

❀頬訓練

主として頬筋を刺激する訓練です。

自動運動（図3）

①コップに水を入れて、ストローで静かにできるだけ長くぶくぶく泡立つように吹きます。1回5分程度で、1日2〜3回行います。

②頬を膨らませたり、へこませたりをくり返します ▶web動画：頬訓練 。

他動運動（図4）

①頬を押して筋肉が硬くなっているか緩んでいるかに注意して、人差し指と親指でゆっく

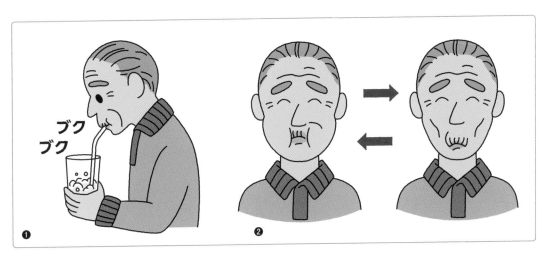

図3 頬訓練（自動運動）
❶ 水の量により状態に合わせて難易度を調節する。ペットボトルの上方に穴を開けてストローを差すと、水がこぼれる心配がなくなる。
❷ 口唇をしっかり閉じた状態で、頬を膨らませたりへこませたりすることをくり返す。

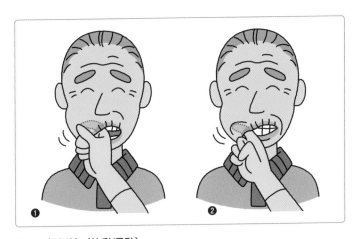

図4 頬訓練（他動運動）
❶ かたさをゆっくりもみほぐす。
❷ 頬をゆっくり外側に膨らます。

りともみほぐします。

②顎を閉じた状態で、人差し指を口角の内部に入れて、頬を外側に引っ張ります。口角を引っ張るのではなくて、頬の広い部分をつかんで外に向かって引っ張るように行います。

■ 参考・引用文献
1）菊谷 武氏．口腔リハビリテーション．Aging & Health．19，2010，18-21．
2）江川広子ほか．"摂食・嚥下障害に対する間接訓練・直接訓練"．歯科衛生士のための摂食・嚥下リハビリテーション．金子芳洋ほか編．東京，医歯薬出版，2011，142-64．
3）岡田澄子．"間接的訓練法"．JNN スペシャル No.52　摂食・嚥下リハビリテーションマニュアル．才藤栄一ほか編．東京，医学書院，1996，55-61．

Q 45 横向き嚥下、うなずき嚥下について教えてください。飲み込む力が弱い人にはどのような介助が必要ですか?

A 咽頭に食塊が残りやすい場合に行われる安全性に配慮した嚥下の方法です。適応の条件として、患者自身が意識的に行えることが必要です。

横向き嚥下

▶web 動画：嚥下前横向き嚥下／嚥下後横向き嚥下

横向き嚥下は頸部回旋嚥下とも呼ばれ、咽頭の梨状陥凹（りじょうかんおう）に飲食物が残留しやすい場合に有効な姿勢調整法の 1 つです。

頸部を回旋することで、回旋した反対側の咽頭を広げ、咽頭通過を促進する方法です。

目的により 2 種類の方法があります。麻痺などにより咽頭通過に左右差がある場合に、通過の良い側に食塊を通すために行うのが「嚥下前横向き嚥下」です。一方、梨状陥凹に残留する食塊を除去するために、嚥下後に非残留側に回旋するのが「嚥下後横向き嚥下」です（図1）。目的が咽頭通過促進か咽頭残留除去かを確認し、回旋する側とタイミングを誤らないように注意します。また、摂食中の誤嚥の防止に、嚥下前横向き嚥下を用いることがあります。頸部を回旋することで気管の入り口が狭くなり、片側の咽頭が広がるために、誤嚥しにくくなると考えられます[1]。

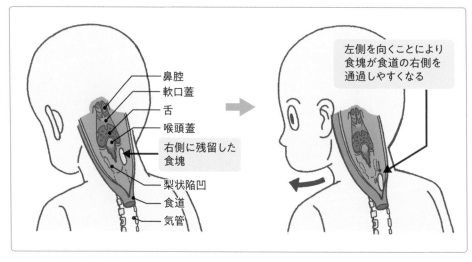

鼻腔
軟口蓋
舌
喉頭蓋
右側に残留した食塊
梨状陥凹
食道
気管

左側を向くことにより食塊が食道の右側を通過しやすくなる

図1 横向き嚥下（頸部回旋法）

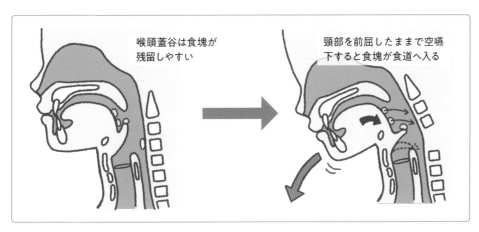

喉頭蓋谷は食塊が
残留しやすい

頸部を前屈したままで空嚥
下すると食塊が食道へ入る

図2　うなずき嚥下（顎引き嚥下）

❀うなずき嚥下

▶web 動画：うなずき嚥下

　もう一カ所飲食物が残留しやすいのが喉頭蓋谷です。喉頭蓋谷に食塊が残った場合、いったん頸部を軽く後屈すると喉頭蓋谷が狭くなり、食塊が押し出されてきます。次に頸部を前屈して胸に付くくらい顎を引いて、その状態で空嚥下すると残留した食塊が飲み込まれます（図2）。これがうなずき嚥下（顎引き嚥下）です。30°リクライニング位で行うと、重力が働いてさらに効果的です。

　なお、食事の最後に横向き嚥下とうなずき嚥下を行うようにすると、咽頭の衛生に効果があります[2]。

❀その他の嚥下方法

　咽頭の残留物を取り除く方法には、一口食べたら食べ物がない状態で嚥下してもらう「空嚥下」と呼ばれる方法もあります。空嚥下によって食塊の残留がなくなった状態で、次の一口に進むと誤嚥のリスクが低くなります。空嚥下がうまくできないときは、1〜2mL程度の冷水やゼリーを飲んでもらうと嚥下の動作を起こしやすくするために役立ちます。このように食物と水・ゼリーなどの飲み込みを交互に行う嚥下方法を「交互嚥下」といいます[3]。

■ 参考・引用文献
1）北篠京子ほか．“ナースが行う基礎訓練と摂食訓練”．ナースのための摂食・嚥下障害ガイドブック．藤島一郎編．東京，中央法規出版，2005，94-113.
2）藤島一郎．口から食べる嚥下障害Q&A．東京，中央法規出版，1995，167-70.
3）清水充子．“嚥下法の選択”．摂食・嚥下障害ベストナーシング．向井美恵ほか編．東京，学研メディカル秀潤社，2010，109-10.

Q46 口腔リハ器具について教えてください。

▼

A 　口腔機能訓練を必要とする高齢者の増加に伴い、専用の器具が開発されて製品化されています[1]。これらの器具は、口唇を閉じたり開いたりするときに使う口輪筋のトレーニングを主に行うものと、舌のトレーニングに特化したものがあります。これらは低下している口腔機能に合わせて選択することが必要ですので、歯科医師や歯科衛生士に相談して選ぶようにしましょう。また、口腔内で使用することから衛生管理と安全性が重要です。使用前には器具に破損がないかを確認し、異常がみられた場合はすぐに使用を中止します。使用後は十分に洗浄してから保管します。そして認知機能が低下した高齢者が使用する場合は見守るようにしましょう。

✿代表的な製品の紹介[2]

パタカラW（図1）

　上下の口唇の間に装着して、口唇の閉鎖運動、すなわち口輪筋、頬筋、オトガイ筋のストレッチ運動を行う器具です。使用により、①口唇閉鎖力の向上、②表情筋の活性化、③口唇閉鎖による嚥下と呼吸との協調運動改善が効果として考えられています。

りっぷるとれーなー（図2）

　口輪筋を中心とした表情筋をトレーニングして、口唇閉鎖力向上を図る器具です。口唇ホルダー部分を上下の口唇ではさみ、口唇を閉じてからプルリングを引っ張りトレーニングします。

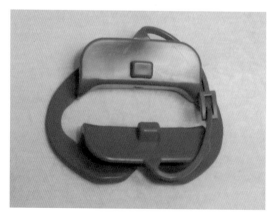

図1　**パタカラW**

パタカラ

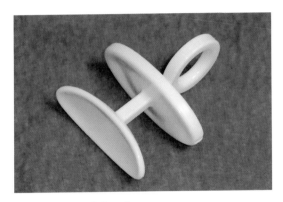

図2　りっぷるとれーなー

松風

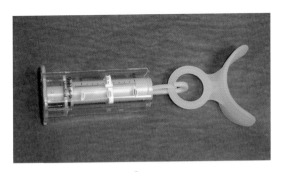

図3　リットレメーター®Medical

オーラルアカデミー

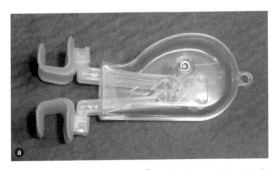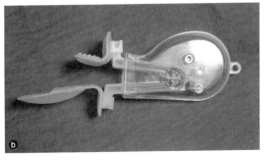

図4　ⓐ：とじろーくんM®メディカル、ⓑ：あげろーくんM®メディカル

オーラルアカデミー

リットレメーター®Medical（図3）

　　口輪筋のトレーニング器具です。また、測定器具として口輪筋の強さを測ることができます。

とじろーくんM®メディカル・あげろーくんM®メディカル（図4）

　　とじろーくんM®メディカルは口輪筋の閉鎖力を、あげろーくんM®メディカルは口唇と舌筋をトレーニングする器具です。これらを使用したトレーニングをすることで筋機能が向上し、唾液の分泌が促進されるといわれています。

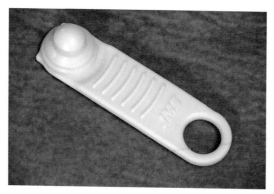

図5　ペコぱんだ®

ジェイ・エム・エス

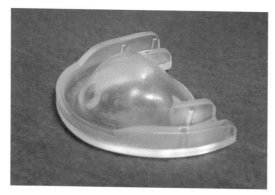

図6　キープアップケア

イオス

ペコぱんだ®（図5）

　　舌の機能を鍛えるように開発された器具です。舌の機能に応じて5種類のかたさから選択してトレーニングを行います。パンダの鼻に相当する突起部を、口腔内で舌により押し潰します。力を抜くと突起部がもとの位置に戻ります。

キープアップケア（図6）

　　強化しにくい舌根部のトレーニングができ、お湯でやわらかくなる素材で形を変えられるため、簡単にカスタマイズできます。口蓋部にある斜面板を押し上げることで舌筋を、咬合部を噛むことで咀嚼筋群を、そして口を閉じることで口腔周囲の筋群をトレーニングします。

■ **参考・引用文献**
1）廣瀬知二ほか．小特集「口腔機能訓練器具」．日本歯科理工学会誌．37（3），2018，147-58．
2）廣瀬知二．"口腔機能、口腔清掃管理に用いるアイテム"．歯科衛生士のために食べるを守るシームレスケア急性期・回復期・施設・在宅における口腔健康管理．日本歯科衛生士会監．東京，医歯薬出版，2018，89-93．

Q 47 パーキンソン病患者の摂食嚥下訓練について教えてください。

▼

A 　パーキンソン病は、①安静時の震え、②筋固縮、③動作緩慢、④姿勢反射を4大症状とする神経変性疾患の1つです。厚生労働省難病情報センターによれば、患者数は、人口10万人に対して100人〜150人、60歳以上では10万人に1,000人（100人に1人）と報告されています。高齢者に多いため、社会の高齢化に伴い患者は増加しています。パーキンソン病の死因は肺炎（誤嚥性肺炎を含む）が最も多く、肺炎をいかに防ぐかが生命予後に大きく影響します。

嚥下障害の特徴

　嚥下障害はパーキンソン病患者の50〜90%に存在し、運動機能と必ずしも相関しません。そして、嚥下障害の自覚に乏しく、不顕性誤嚥が少なくありません。嚥下障害があっても訴えが少ないため、誤嚥性肺炎を起こしてはじめてその深刻さがわかることがあるので、早期の段階から客観的な嚥下評価が必要です。

　また、抗パーキンソン病薬の副作用として、口腔乾燥、ジスキネジア（くり返し唇をすぼめる・舌を左右に動かすなどの不随意運動 ▶web動画：ジスキネジア）が嚥下機能に影響します。さらに、症状が進行して薬が効く時間が短くなり、次の薬を飲む前に効果が切れるウェアリング・オフ現象と呼ばれる状態での嚥下機能の低下や、食事性低血圧を伴う場合は、時に失神して食物により窒息することがあるので注意が必要です。

対策

　原則として、摂食時の姿勢はできるだけ垂直に近い角度を確保します。頭部が後屈すると咽頭腔が弛緩し、嚥下障害が生じやすくなります。また、体幹の前屈・側屈が強くても消化管が圧迫されて食事量が保たれません。

　忘れがちなのが歯の状態です。種々の理由で義歯を装着せずに歯の欠損が放置されていることがあります。歯の欠損があると、嚥下時に口腔内圧が上昇しにくくなり、咽頭への送り込みが障害され嚥下機能が低下します[1]。

✿ 嚥下訓練

エビデンスが十分ある訓練は現在ありませんが、舌運動訓練、舌抵抗訓練、呼気負荷トレーニング、声門閉鎖訓練が有効とされています [2]。また、近年では呼吸筋トレーニング（EMST：Expiratory Muscle Strength Training）が嚥下機能の改善に有効であること多く報告されており、パーキンソン病への応用が期待されています [2]。比較的導入しやすい方法として、胸郭可動性訓練（図 1）と呼吸負荷トレーニング、器具を用いた呼吸トレーニングがあります [3]。

呼吸負荷トレーニング

口すぼめ呼吸を行いながら、ティッシュペーパーがなびくように持続的に息を吐き出します。最初は 5cm 程度の距離からはじめ、10cm ずつ適宜距離を伸ばしていきます。1 回 5 分程度、1 日 2 ～ 3 回行います（図 2）。吹き戻し（→ p136 図 7 参照）を利用したり、持続的に笛を吹いたりする方法もあります。

器具を用いた呼吸トレーニング

器具を用いることにより呼吸機能を高める方法で、作用機序は器具により異なり、呼気に抵抗負荷をかけるもの、吸気に抵抗負荷をかけるもの、呼気時の抵抗と炭酸ガスの再呼吸を促すことにより換気機能を改善する方法があります（図 3）。器具を使用する場合は、使用法を確認し正しい使いかたで行います。また、呼吸機能が低下している場合は、過度な負荷を避け呼吸筋の疲労に注意します。

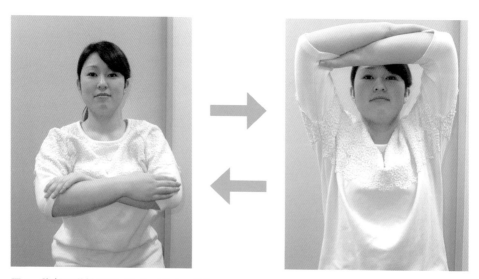

図 1　胸郭可動性訓練（シルベスター法）
呼吸筋の柔軟性を促し、胸郭の可動性改善を目的とした訓練。両手を組み腹部の上で上肢を把持する。吸気に合わせて上肢を挙上し、呼気にあわせてできるだけゆっくりと降ろす。回数にはこだわらずに必要に応じて適宜行う。

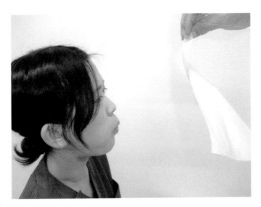

図2　ティッシュペーパーを利用した呼吸負荷トレーニング

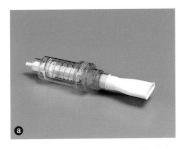
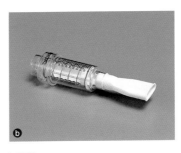
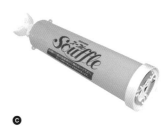

図3　呼吸トレーニングに使用される器具

ⓐ 呼気用（スレショルド PEP、チェスト）。
ⓑ 吸気用（スレショルド IMT、チェスト）。
ⓒ 吸気に呼気中の二酸化炭素を再呼吸させることで、呼吸中枢を刺激して換気量を増大させる（スーフル、サンファーマ）。

■ 参考・引用文献
1) 平野牧人. パーキンソン病と嚥下障害. Frontiers in Parkinson Disease. 10（4）, 2017, 220-4.
2) 杉下周平. "パーキンソン病". 言語聴覚士のための摂食嚥下リハビリテーション Q&A：臨床がわかる 50 のヒント. 福岡達之編. 東京, 協同医書出版社, 2016, 140-2.
3) 日本摂食嚥下リハビリテーション学会医療検討委員会. 訓練法のまとめ（2014 版）. 日本摂食嚥下リハビリテーション学会誌. 18（1）, 2014, 55-89.

Q 48 ALS 患者の摂食嚥下訓練について教えてください。

▼

A 筋萎縮性側索硬化症（ALS：Amyotrophic Lateral Sclerosis）は、運動神経が徐々に侵されていく難病です。全身の筋力低下と筋萎縮の進行を特徴とし、病状経過中に摂食嚥下障害は、ほぼ必ずといっていいほど発症します。嚥下障害は誤嚥、窒息、栄養障害など生命予後に直接影響するとともに、呼吸障害とも密接にかかわります。

❀ ALS による摂食嚥下障害の特徴

嚥下障害の進行は、口腔期から進行する場合、咽頭期から進行する場合、両者が同時に障害される場合など、さまざまです。口腔期障害では、咀嚼筋力低下、顔面筋力低下により食塊保持困難、流涎がみられます。また、舌の萎縮による口腔内での食塊形成困難や鼻咽腔閉鎖不全による鼻腔への逆流がみられます。咽頭期障害では嚥下反射の遅延に加えて咽頭筋群の咽頭圧が不足して、咽頭内残留、痰喀出困難が生じます。口腔期の障害は自他ともにわかりやすいのですが、咽頭期の障害は進行がわかりにくいので注意が必要です。時に不顕性誤嚥があるため、嚥下造影などの客観的評価が重要です[1]。

❀ 代償嚥下

嚥下機能を体位や頸部の姿勢を変えることで補う方法を、代償嚥下といいます。ALS の患者には代償嚥下が有効な場合があり、自ら工夫してその方法を獲得していることもあります。よくみられるのは、舌による送り込み障害を代償する「上向き嚥下」や、頸部を前屈した位置から、嚥下反射と同時に顎を前方に突き出す「顎突出法」、そして頸部を前方に倒しうつむくような状態で嚥下する「頸部前屈法」です。顎突出法は、食道入口部の拡大を促し、頸部前屈法は誤嚥のリスクを減少させます[2]。

❀ 訓練法

残念ながら ALS に対する摂食嚥下訓練は確立されていません。過度の訓練は筋疲労を誘発し症状悪化の原因となるため注意が必要です。しかし、機能を維持するための負荷量の少ない訓練は行うことができます。嚥下反射誘発部位のアイスマッサージや口腔周囲筋のストレッチは疲労も少なく、食事時間や嚥下反射の改善が期待されます。

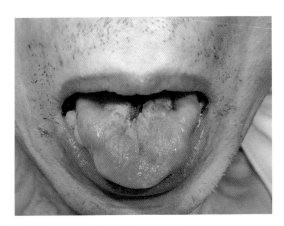

図1　ALS 患者にみられる舌萎縮

❄経口摂取が困難になったら

　病状が進行すると舌の萎縮（図1）や運動障害により口腔内移送が困難になるとともに、咽頭筋の筋力低下や呼吸筋協調不全により、咽頭からの食道への移送が困難になり誤嚥のリスクが高くなります。

　経口摂取のみでは体重の減少がみられる場合、食事による疲労感や食事時間延長がある場合、また誤嚥のリスクが高い場合は経口摂取を中止、またはお楽しみ程度とし、経管栄養を主体とします。誤嚥が重症である場合は、味わうだけ、または噛むだけで飲み込まず吸引するなど、食の楽しみに配慮します。口腔ケアは誤嚥性肺炎の予防とともに味覚の維持にも重要です[3]。

参考・引用文献

1) 寺尾聡子. "筋萎縮性側索硬化症（ALS）". Q&A と症例でわかる！ 摂食・嚥下障害ケア. 藤島一郎ほか編. 東京, 羊土社, 2013, 163-9.
2) 清水俊夫. "嚥下障害と栄養障害". 新 ALS ケアブック・第二版. 日本 ALS 協会編. 東京, 川島書店, 2013, 35-50.
3) 筋萎縮性側索硬化症診療ガイドライン作成委員会. "経口摂取が困難になったときはどう対処すればよいか". 筋萎縮性側索硬化症診療ガイドライン 2013. 日本神経学会監. 東京, 南江堂, 2013, 108-9.

Q 49 認知症患者の摂食嚥下訓練について教えてください。

▼

A　認知症の患者には、さまざまな嚥下障害の症状が認められるため、それらへの対応やリハビリテーションが求められます。しかし、脳実質の変性により生じる変性性認知症（アルツハイマー型・レビー小体型・前頭側頭型）に起因する嚥下障害を訓練で改善することは困難です（図1）。

　一方、認知症が原因で生じた廃用に対しては摂食嚥下訓練の有効性が期待できます。介護の現場では嚥下体操やマッサージなどが広く行われています。それらについて明確なエビデンスの報告はありませんが、有効であったという症例報告もあり、否定されるものではありません。ただし、変性性認知症は進行性疾患なので、嚥下訓練の効果は限定的です。漫然と継続する、全例に効果を期待して行うということは避けましょう[1]。

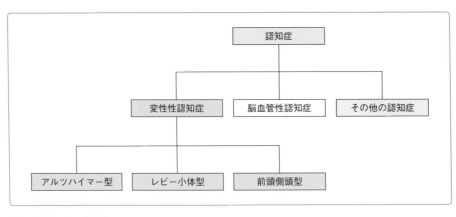

図1　**認知症の種類**
認知症は、脳実質の変性により生じる変性性認知症と脳血管性認知症、その他の認知症に大別される。

✖ 適応可能な訓練

　認知症患者の訓練を行うときに、問題となるのは、訓練の意味を理解していただき協力を得るのが難しいということです。ここでは、比較的安全に認知症の方に適応可能な訓練を解説します[2]。

舌・口唇・頬の訓練（p115 Q43、p117 Q44 参照）

　口腔への刺激は脳を活性化するといわれており、傾眠傾向がある意識レベルが低い方に対して、食前に覚醒効果も期待できます。口腔乾燥を伴う場合も、口腔を刺激することで唾液分泌

が促進されるので食前に行うと効果的です。指を噛まれるため、手指での舌への刺激が難しい場合は、口腔ケア用スポンジや歯ブラシで刺激を行います。

頸部のマッサージと関節可動域（Range Of Motion：ROM）訓練 [3]

　嚥下にかかわる筋肉は頸部の筋肉でもあり、その柔軟性は嚥下機能に大きく影響します。

　頸部のマッサージは頸部の拘縮予防および改善と頸部周囲筋のリラクゼーションを目的に行います。方法は、まず臥位または座位の体幹が安定した姿勢をとります。マッサージの方法は肩こりをとるときの要領で行います（図2）。

　関節可動域訓練は、自身でできる場合は自身で頸部の屈曲伸展（前後屈）、回旋、側屈を行います。自身でできない場合は、術者が徒手にて、痛みを生じない範囲で頸部を各方向へ介助および訓練を実施します（図3）。

　入浴後やホットパックなどの温罨法（おんあんぽう）の併用も効果的です。頸椎症や頸部脊柱管狭窄症などの、頸椎疾患患者への伸展（後屈）および回旋は、控えるほうがよいでしょう。温罨法を併用する場合はやけどに注意します。

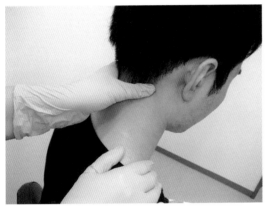
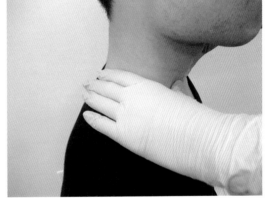

図2　頸部のマッサージ
頸部から肩にかけて肩こりをほぐすようなマッサージを行う。

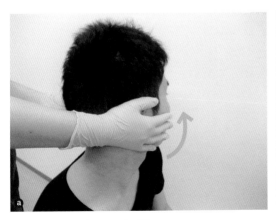
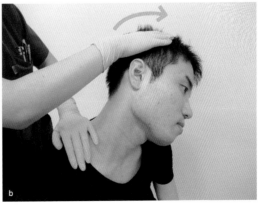

図3　頸部の関節可動域訓練
ⓐ 回旋。
ⓑ 側屈。

アイスマッサージ

アイスマッサージ（p113 Q42 参照）は、もともと脳血管障害後の嚥下障害に対して行われた訓練です。認知症患者に実施しても、嚥下機能が改善したようにみえることがあります。しかしながら、有効であるか否かの検討は十分には行われていません。意思疎通が困難でも実施しやすい訓練ですが、効果を過信せずに意識レベルの改善、食前の準備と捉えるべきでしょう。

■ 参考・引用文献
1) 野原幹司ほか. "認知症患者の摂食嚥下リハビリテーション". 認知症の人への歯科治療ガイドライン. 日本老年歯科医学会編. 東京, 医歯薬出版, 2019, 129-49.
2) 野原幹司. "嚥下訓練". 認知症患者の摂食・嚥下リハビリテーション. 野原幹司編. 東京, 南山堂, 2011, 59-68.
3) 日本摂食嚥下リハビリテーション学会医療検討委員会. 訓練法のまとめ（2014 版）. 日本摂食嚥下リハビリテーション学会誌. 18（1）: 2014, 55-89.

Q 50 サルコペニア患者の摂食嚥下訓練について教えてください。

▼

A 　サルコペニアは、ギリシャ語で「筋肉」を意味する「Sarx」と喪失を意味する「penia」からなる、1989 年に Rosenberg によって提唱された造語です[1]。

　もともとは加齢に伴い筋肉量が低下し、筋力または身体能力が低下した状態（加齢性筋肉減少症）を示す用語でした。その後、筋力低下と筋肉量の減少が必ずしも並行に進むわけではないことや、筋力の低下がさまざまな疾患を起こすリスクとして広く認識されるようになったことから、現在では「転倒、骨折、身体機能低下、死亡などの負のアウトカムの危険が高まった進行性かつ全身性の骨格筋疾患である」と定義されています[2]。そして、サルコペニアは、原因により一次性（原発性）サルコペニアと二次性サルコペニアに大別されます（表1）。

表1　**サルコペニアの分類**

分類	原因
一次性サルコペニア	
加齢性サルコペニア	加齢以外の原因がない
二次性サルコペニア	
身体活動性サルコペニア	ベッド上安静、運動しない生活スタイル、廃用、無重力状態
疾患性サルコペニア	高度な臓器障害（心臓、肺、肝臓、腎臓、脳）、炎症性疾患、悪性腫瘍、内分泌疾患
栄養性サルコペニア	吸収不良、胃腸疾患、食欲不振をきたす薬物の使用、たんぱく質摂取不足

文献 2）を参考に作成。

❀ ロコモ、フレイルとの関連

　サルコペニアと関連した高齢者を対象に使われる用語にロコモとフレイルがあります。

　ロコモ（ロコモティブシンドローム：Locomotive Syndrome）とは、運動器の衰え・障害（加齢や生活習慣が原因といわれる）によって、要介護が高まる状態のことをいいます。そしてフレイル（フレイルティ：Frailty）とは、年齢に伴って筋力や心身の活力が低下した状態のことをいいます。サルコペニアが筋肉に、ロコモは運動器に焦点をあてているのに対して、フレイルは身体的、精神・心理的、社会的問題までを含む概念です。サルコペニア、ロコモ、フレイルは図1（→ p134）に示すように密接に関連しています[3, 4]。

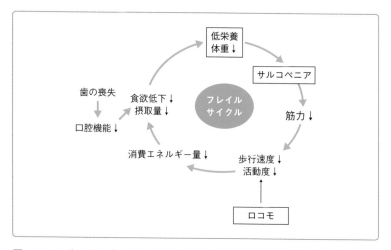

図1　フレイルサイクル、フレイルとサルコペニア、栄養状態の関係

文献3）を参考に作成した文献4）p19 より転載。

❀サルコペニア嚥下障害の見極め

サルコペニアの摂食嚥下障害は、全身および嚥下関連筋の筋肉量減少、筋力低下による摂食嚥下障害です。診断には、サルコペニアの摂食嚥下障害診断フローチャート（図2）[5] が有用です。

まず、全身の筋力の指標として握力と、全身の機能としての歩行速度を計測します。握力のカットオフ値は＜ 26kg（男性）/ ＜ 18kg（女性）、歩行速度のカットオフ値は＜ 0.8m/s

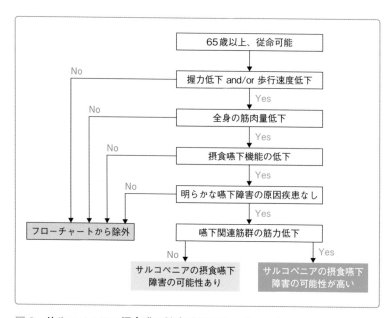

図2　サルコペニアの摂食嚥下障害診断フローチャート

各評価を進め、可能性が高い、可能性あり、除外の3群に分類する。
森 隆志. "サルコペニアの摂食嚥下障害診断フローチャート". 高齢者の摂食嚥下サポート.
若林秀隆編著. 東京, 新興医学出版社, 2017, 91. より転載。

です。握力低下あるいは歩行速度低下があればサルコペニアの疑いありとして次に進み、低下がなければ除外します。サルコペニアの疑いがある場合は、全身の筋肉量を評価します。DXA法、BIA法による評価が望ましいとされていますが、簡易評価として下腿周囲長やBMIの使用も可能です。下腿周囲長のカットオフ値は＜34cm（男性）／＜33cm（女性）、BMIのカットオフ値は＜18.5です。

　全身の筋肉量が低下していると判断されれば次の評価に進み、低下がなければ除外します。次に摂食嚥下機能評価を行い、低下があれば次の評価に進み、なければ除外します。さらに脳卒中などの明らかな摂食嚥下の原因疾患があれば除外します。最後に嚥下関連筋群の筋力評価として最大舌圧（p96 Q35参照）を計測します。カットオフ値は、＜20.0kPaで筋力が低下していればサルコペニア嚥下障害の可能性が高いとし、低下がみられない、あるいは計測困難な場合はサルコペニアの摂食嚥下障害の可能性ありとします[5]。

❀嚥下障害への対応

　サルコペニアによる嚥下障害は原因別の対応が必要です。加齢のみが原因の一次性サルコペニアの場合は開口訓練（図3）、舌前方保持嚥下訓練（図4）、嚥下おでこ体操（図5→p136）、CTARexercise（図6→p136）、吹き戻しを用いた訓練（呼気筋トレーニング、図7→p136）などの訓練を行うのが効果的です。

　二次性のサルコペニアは、主に入院や医療行為によって引き起こされる場合が多く、摂食嚥下障害を生じるといわれています[5]。このような嚥下障害に対しては、できるだけ入院後早期

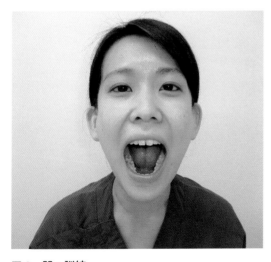

図3　開口訓練
体幹が安定した姿勢で行う。最大限に開口をしてもらい、その状態を10秒間保持してもらう。10秒間休憩を入れながら、これを5回で1セットとして1日2セット行う。顎関節症や顎関節脱臼の既往があるケースには適応しない。

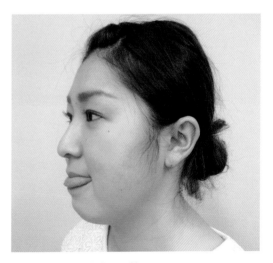

図4　舌前方保持嚥下訓練
嚥下の際に必要な咽頭収縮筋、舌の後方運動の強化を目的とした訓練。6～8回を1セットとし、1日3セット行うのが目安。前方に突出した舌を上下の前歯で軽く保持したまま空嚥下する。舌を強く噛んで傷つけないように、顎の開閉、舌保持のコントロールができるよう、あらかじめ確認し、訓練しておく。飲食物を使用しての訓練は禁忌。

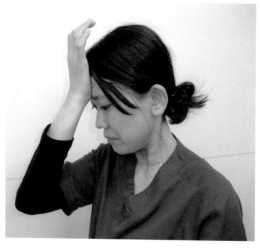

図 5　嚥下おでこ体操

喉頭挙上改善を目的とした訓練。①額に手をあて、押して抵抗を加えながら、おへそをのぞきこむように下を向く。②持続訓練ではゆっくり5つ数えながら、下を向いた状態を維持する。③反復訓練では1から5まで唱えながら、それに合わせて下を向く。頸椎症や高血圧患者には注意が必要。

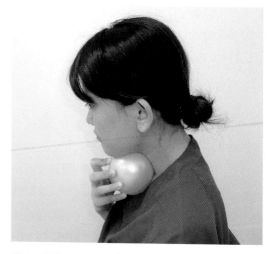

図 6　CTARexercise（ChinTuck Against Resistance exercise）

ゴムボールを顎と胸の間ではさみ、顎でボールを強くつぶす運動を行う。頭頸部の屈曲を保持する等尺性運動と、屈曲の運動をくり返す等張性運動がある。ボールがつぶれるように息を止めないで最大の力で行う。どちらも5秒ほどかけて1セット5〜10回、1日3セット行う。

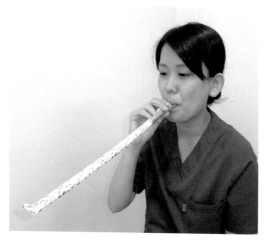

図 7　吹き戻しを用いた訓練

負荷強度が選択できる吹き戻し（長息生活®：ルピナス）には、レベル0、1、2、Maxの4段階の負荷強度があり、呼気筋力に応じて選択することができる。1セットにつき10〜30回の伸展、1日3セットが目安。

に全身状態や摂食嚥下機能を評価して、早期離床、早期経口摂取、早期リハビリテーションを行い、サルコペニアを予防することが重要とされています。

■ **参考・引用文献**

1) Rosenberg I. H. Summary comments：Epidemiological and methodological problem in determining nutritional status of older persons. Am J Clin Nutr. 50, 1989, 1231-3.

2) Cruz-Jentoft A. J. et al. Sarcopenia：revised European consensus on definition and diagnosis. Age Ageing. 48 (1), 2019, 16-31.

3) Xue Q. L. Initial manifestations of frailty criteria and the development of frailty phenotype in the Women's Health and Aging Study Ⅱ. J Gerontol A Biol Sci Med Sci. 63 (9), 2008, 984-90.

4) 廣瀬知二. 医療現場で遭遇するオーラルフレイルの兆候—サポートと展望—. 歯科医療経済. 5 (8), 2015, 19-21.

5) 森 隆志. "サルコペニアの摂食嚥下障害診断フローチャート". 高齢者の摂食嚥下サポート. 若林秀隆編著. 東京, 新興医学出版社, 2017, 88-91.

Ⅳ 疾患別対応方法

Q 51 脳血管障害患者の 摂食嚥下訓練について教えてください。

▼

A 摂食嚥下障害の、原因疾患の約40%が脳血管障害（脳梗塞や脳出血）であるといわれています。脳血管障害は合併症を防げば、発症から回復という経過をとる疾患で、摂食嚥下障害の重症度も経時的に変化します。

典型的な回復過程は、

①急性期には一過性に嚥下障害をきたすものの、その後急速に正常化する。

②発症から数週間で正常化する。

③中程度嚥下障害が徐々に回復するものの正常化には至らず、嚥下障害が残存する。

④最重症の嚥下障害が持続し、数週間後から徐々に回復が見られるが、重度嚥下障害が残存する。

という4つのパターンがあります[1]。いずれも適切な医学的管理・ケアやリハビリテーションが回復の促進因子となります。それに対して障害に気づかずに管理・ケアが行われないと、二次的に誤嚥性肺炎や脱水・低栄養を引き起こし、回復過程を阻害するだけでなく、脳梗塞再発や死亡の原因となることも少なくありません。

❀病態による分類と対応

嚥下中枢は延髄にあり、より上位の大脳、脳幹部からの支配を受けています。これらの経路のいずれかが障害を受けるかで摂食嚥下障害の症状も異なります。脳血管障害による、摂食嚥下障害の病態は、障害部位により球麻痺と仮性（偽性）球麻痺に分類されます。

球麻痺

球麻痺の球とは延髄を指します。解剖学的に球形をしているのでそう呼ばれます。延髄には嚥下中枢があるため、損傷をうけると嚥下障害が起こります。さまざまな症状がありますが、舌の麻痺、軟口蓋や咽頭の麻痺、声帯麻痺、食道入口開大などを認めます（図1→p138）。重症の球麻痺では、嚥下反射が起こらない場合や、嚥下反射が起きても正常な嚥下パターンが起こらないことがあります。さらに軟口蓋麻痺、声帯麻痺、食道入口部の開大不全なども生じる場合があります。このような重症例に嚥下訓練を開始するときは、VFによる詳細な評価が重要になります。嚥下障害の病態に応じてアイスマッサージによる嚥下誘発（p113 Q42参照）、メンデルソン手技（図2→p138）、プッシング・プリング訓練（図3→p138）、吸引チューブなどを嚥下するチューブ飲み訓練やバルーン法（図4→p139）を実施します[2]。

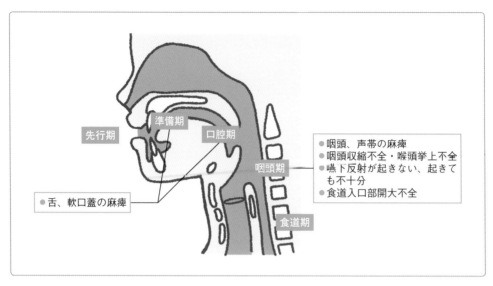

図1　球麻痺における摂食嚥下過程の障害

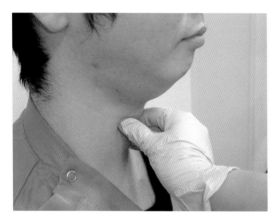

図2　メンデルソン手技
食道入口部開大を目的とした訓練。空嚥下により挙上した喉頭を術者が固定し、そのままの位置を数秒間保つ。これを10回程度くり返す。

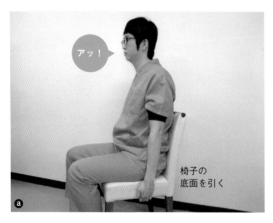

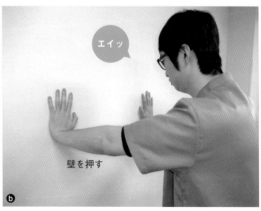

図3　プッシング・プリング訓練
声門閉鎖の強化を目的とする訓練。壁や机を押しながら（椅子の底面を引きながら）、「アッ！」「エイッ！」などと力を入れて強い声を出す。5〜10回を1セットして2〜3セット行う。循環器疾患がある場合は適応を慎重に検討する。

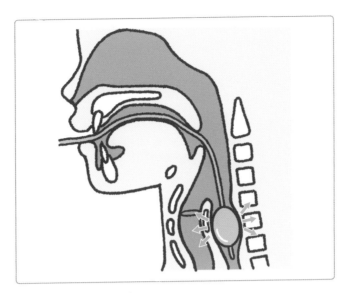

図4　バルーン法の模式図
食道入口の狭窄部に対してバルーンカテーテルを用いて拡張操作を行う手技。
文献2) を参考に作成。

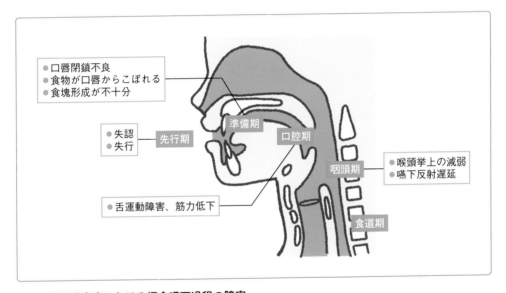

図5　仮性球麻痺における摂食嚥下過程の障害

仮性（偽性）球麻痺

　　仮性球麻痺は延髄より上位にある部分の両側障害によって起こります。嚥下関連筋群の協調運動が悪くなるのと筋力の低下により、準備期、口腔期の障害が強く出ることを特徴とします。具体的には、口唇閉鎖不良のため、食物の取り込みが悪く口唇から食物がこぼれる、食塊形成が不十分で食塊が口腔内に残留する、舌運動障害と筋力低下により口腔から咽頭への送り込みがスムーズにできない、といった症状がみられます。咽頭期では嚥下反射は保たれているものの随意的には起きにくいことが多く、また嚥下反射が起きても弱く、咽頭に食塊が残留したり、タイミングが遅れて誤嚥を起こしたりすることがあります（図5）。

口唇閉鎖不全や食塊形成不全がみられる場合は、舌・口唇・頬の筋力強化訓練が有効です（p115 Q43、p117 Q44 参照）。咽頭期の障害に対しては、のどのアイスマッサージによる唾液嚥下訓練を行います。

■ 参考・引用文献
1) 小口和代ほか. 脳血管障害おける摂食・嚥下障害の特徴と対策. 神経内科. 58 (3), 2003, 270-6.
2) 北條京子ほか. 輪状咽頭嚥下障害に対するバルーンカテーテル訓練法. 日本摂食嚥下リハビリテーション学会雑誌. 1(1), 1997, 45-56.
3) 白坂誉子. "脳血管障害". まるごと図解摂食嚥下ケア. 青山寿昭編著. 東京, 照林社, 2017, 73-81.

Ⅴ 食事対応

Q 52 食べ物を飲み込みやすくするにはどうしたらよいですか？

▼

A 食べ物を飲み込むには力が必要です。そして形が大きなものほど飲み込むために力が必要となります。高齢になって筋肉が衰え、また嚥下反射が鈍くなると、今まで何気なく飲み込んでいたものが飲み込みにくくなります。食べる機能が低下した高齢者の変化に気づき、機能に合わせた食事形態で提供することが大切です。

飲み込みやすい食品・飲み込みにくい食品

健康な人では、飲み込みに何でもない食品も、嚥下障害があると予想外に飲み込みにくいことがあります。一般的に飲み込みやすい食品と飲み込みにくい食品の性質を知っておきましょう（表1)[1]。

表1 飲み込みやすい食品・飲み込みにくい食品

飲み込みやすい食品	
性質	特徴・具体例
ツルンとしている	滑りがよく張り付かないもの、液体より動きが遅いもの（茶碗蒸し、絹ごし豆腐、プリン、ゼリー、ムース）
適度なとろみがある	液体でも動きがやや遅いもの、ゆっくり流れるもの（ポタージュスープ、おかゆ、アイス、ヨーグルト）
適度なねばりがある	やわらかく塊を保てるもの、ねばりが強すぎないもの（バナナ、桃、メロン、熟した柿、とろろ、生卵）

飲み込みにくい食品	
性質	特徴・具体例
噛み切りにくい	繊維の多いもの、弾力の強いもの、すじのあるもの（たけのこ、ごぼう、いか、たこ、すじ肉）
パサパサ・張り付きやすい	水分が少ないもの、張り付きやすいもの（パン、餅、クッキー、せんべい、海苔、もなか、粉薬）
サラサラ・むせやすい	口の中で動きが早いもの、酸味の強いもの（水、お茶、ジュース、牛乳、酢の物、レモン、梅干）
ばらけやすい	口の中でまとまりにくいもの（そぼろ、ひじき、ナッツ類、かまぼこ、れんこん）
液体と固体が混在している	口の中で水分と固形分に分かれるもの、水分の多い果物（味噌汁、お茶漬け、麺類、みかん、スイカ）

文献1) p89 より転載。

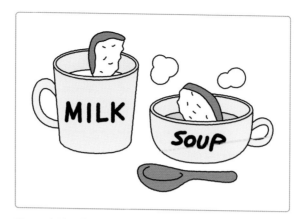

図1　水分を含ませる
パンのような水分が少ない、ぱさつく食品は水分を含ませるよう調
理することで飲み込みやすくなる。

❁飲み込みやすくする方法

適度な水分を含ませる

　　適度な水分を含ませることによって、ぱさつく食べ物が食べやすくなります（図1）。

ツルンとさせる

　　ゼラチンなどで固めると口の中で、ばらけずに喉ごしがよくなります。

油脂やつなぎでまとめる

　　マヨネーズやドレッシングなどの油性ソースで食材を和えてまとめたり、ひき肉料理には加
熱する前に、小麦粉や卵といったつなぎと混ぜてまとまりを良くしたりします。

とろみをつけてまとまりを良くする

　　とろみ調整食品を使ったり、食材にとろみのあるあんをかけたりして、口の中でばらけない
ようにします。

❁とろみ調整食品の活用

　　嚥下障害がある方への食事の工夫として、とろみ調整食品を利用することがあります。とろ
みの利用には2つの目的があります。1つは液体の流れを遅くすること、もう1つはまとま
りやすくすることです。サラサラして、流れが速い液体はまとまりがありません。そのため、
口の中で保持するのが難しいケースや嚥下反射の惹起が遅延するケースでは、嚥下反射が起こ
る前に液体が咽頭に流れ込んでしまいます。その結果、むせたり、誤嚥を生じたりします。嚥
下機能に合ったとろみをつけることで、液体を飲み込む難易度を下げて、誤嚥のリスクを低く
することできます[2]。とろみがつきすぎると、咽頭に残留して飲み込みにくくなるので注意が
必要です。段階的にとろみの程度を上げて、飲み込む力に合わせて調整を行います（図2）[3]。

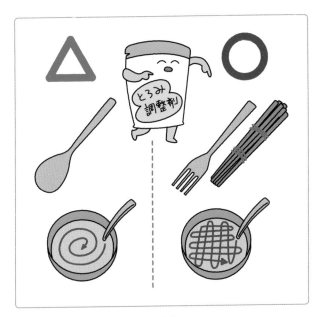

図2　とろみ調整食品使用の基本

スプーンよりもフォークや束ねた箸を使って素早くかき混ぜる。丸くか
き混ぜるよりも調整食品を散らすように縦横に往復して混ぜる。とろみ
を追加するときは、粉のまま入れるのではなく、濃いめのとろみ剤を別
につくって加える。

■ **参考・引用文献**

1) 斉藤雅史ほか. " 最適な食事の選び方". 看護の現場ですぐに役立つ 摂食嚥下ケアのキホン. 東京, 秀和システム, 2018,
88-91.
2) 竹内由紀. 今さら聞けない誤嚥＆誤嚥性肺炎. 糖尿病ケア. 15 (10), 2018, 86-7.
3) 赤木由紀子. 食事形態の調整. おはよう21. 28 (7), 2017, 26-9.

Q 53　噛まずに丸飲みしてしまいます。

▼

A　食べ物が口の中に入ってもよく噛まずに丸飲みしてしまう、いわゆる早食いの方がいます。原因は若い頃からの習慣の場合と、認知機能低下による場合があります。習慣によるものは高齢男性に比較的よくみられます。長年の習慣はなかなか改めることは難しいようです。また、認知機能の低下により口の中に食べ物が残っているという感覚が希薄になるため、丸飲みしたり、次々と食物を口に運んで、口から溢れてしまったりします。誤嚥や窒息につながる可能性が高くなるのでゆっくり食べてもらう工夫が必要です[1]。

❧対応法（図1）

小分けで少量ずつ

　食事を皿ごと口に流し込むようにして食べる場合は、小皿で少しずつ提供する。あるいは逆に皿を重くして、手で持たないようにします。

小さいスプーンを使う

　小さいスプーンを使うことで、口へ運ぶ1回の量が少なくなります。また、箸を使い、あえて食べ物をとりにくくすることで、食事に時間をかける方法もあります。

見守り、声かけ

　習慣を変えることはなかなか困難です。根気よくおおらかな対応が必要になります。いったん、出した食事を引いたり、手で抑えたりするのは避けましょう。食卓に時計を置き食べる時間を意識する、また一口食べたら嚥下を促し、一口30回噛むと回数を決めて貼り紙をすると

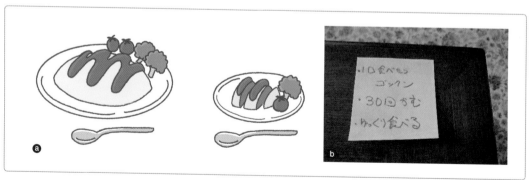

図1　対応例
ⓐ 小皿による提供。
ⓑ 貼り紙。

いった対応も考慮します。あまり注意しすぎないように気を付けます[2]。

食事介助

　　声かけをしてもゆっくり食べることが困難な場合は、食事介助を行いましょう。また、認知症で食べること自体がわからなくなっていて、咀嚼が難しくなっているケースもあります。そのような場合は、噛むことにこだわることなく、誤嚥・窒息を防ぐために噛まなくても食べられる食物への変更を検討しましょう[3]。

■ 参考・引用文献
1) 齋藤真由. 気づき摂食嚥下と口腔ケア. 東京, 秀和システム, 2020, 42-3.
2) 谷村高子. "早食いさんはご注意を". 患者さんに伝えたい摂食嚥下のアドバイス55のポイント. 野﨑園子ほか編. 東京, 医歯薬出版, 2019, 80-1.
3) 菊谷武. "噛まない・丸飲みする". 「食べる」介護がまるごとわかる本. 大阪, メディカ出版, 2012, 59-63.

Q 54 　口の中に溜め込んでしまいます。

A　高齢者には、食べ物を口に溜め込んだまま飲み込まないということがしばしばみられます。溜め込みがあると食事時間が長くなり、疲労により誤嚥のリスクが高くなります[1]。

原因として、①舌運動の機能低下や咽頭期障害によって咽頭への送り込み・飲み込みがうまくいかない、②認知障害や記憶障害により、食べていることを忘れている、③覚醒状態が悪い、④大脳にある嚥下に関する運動をつかさどる部分に障害があって、「飲み込め」という指令が脳から出てこない（嚥下躊躇）、などが考えられます（図1）。

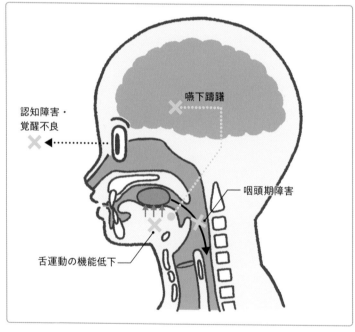

図1　ため込みの原因

✿対応法

全身状態のチェック

突然飲み込めなくなったような場合は、脳梗塞や脳出血を起こしていないか、全身状態に異常がないかチェックしましょう。意外に多いのが脱水です。脱水で元気がなくなり、口腔内が乾燥して飲み込めなくなることがあります。

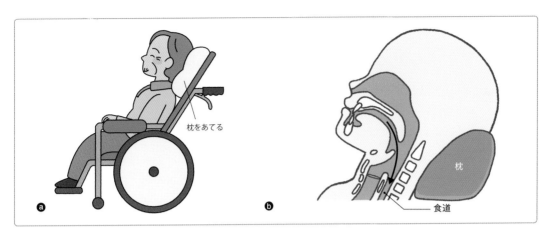

図2　姿勢で誤嚥を防ぐ
ⓐ 頭の下に低めの枕などを入れて顎を引く。
ⓑ 枕を入れることで咽頭と気道との角度がついて、食物が気管に流入せずに食道に入りやすくなる。

姿勢の調整

　　舌の運動機能の低下や咽頭期障害がある場合は、姿勢をリクライニング位にすることも1つの方法です。姿勢を30度ギャッチアップし、頸部を前屈位にすることで、重力により食物を咽頭に送り込むことが可能になると同時に、咽頭と気管との間に角度がついて誤嚥しにくくなります[2]（図2）。

認知しやすい食品

　　認知障害や記憶障害がある場合は、異なる触感や味覚（甘味・塩味）、温かいもの、冷たいものなど交互に介助して、食事への注意を維持するようにします。とくに冷やした食物は、口の中で存在をしっかりアピールするので、口の動きを促しやすくなります。

食事時間の調整

　　覚醒状態が悪い場合は、しっかりと目が覚めているときに食事をしてもらうようにしましょう。食事に時間がかかり口の動きが止まってしまう場合は、何回に分けて食べるといった方法を検討します。

リズミカルな食事介助

　　気持ちが食事から離れるような様子がみえたら、窒息を招くこともあり危険です。やさしく身体にタッチするなどして気持ちを食事に戻しましょう。「しっかり飲み込んで、次のものを食べましょう」と、口の中にある食べ物を飲み込むよう促す声かけが必要です。嚥下したタイミングで次の食物を口に運ぶことができるように、リズミカルに食事介助を行い、1回の食事時間は30〜40分以内に終えるようにします[3]。

■ 参考・引用文献
1）菊谷 武．"口の中にためこむ"．「食べる」介護がまるごとわかる本．大阪，メディカ出版，2012，50-8．
2）船橋庄司ほか．"一人一人の症状や状態に合わせた工夫・対処方法"．介護のための摂食・嚥下障害の理解とケア．小澤公人編．東京，ナツメ社，2014，109-54．
3）山田律子．"口に食物を溜め込んだまま飲み込めません"．認知症の人の食事支援BOOK．東京，中央法規，2013，85-6．

Q 55 口から食べ物がこぼれてしまいます。

▼

A 　介護の現場では食べこぼしもよく問題になります。適切な栄養量を考えて用意された食事も食べこぼしてしまうと十分な摂取ができません。食べこぼしには、さまざまな原因があります。まず、どのタイミングで食べこぼすのかをよく観察して、原因に応じた対応をしましょう[1, 2]。

❀口まで運ぶ間にこぼす

食具は適切か

　箸がうまく使えていなようであれば、スプーンやフォークを使用しましょう。また必要に応じて、握りやすいスプーンやすくいやすい皿といった、工夫された食具の使用を検討しましょう。

姿勢は正しいか

　テーブルや椅子の高さが不適だったり、テーブルと座っている位置とが離れすぎたりしていることがあります。姿勢が傾いていないかを確認しましょう（図1）。

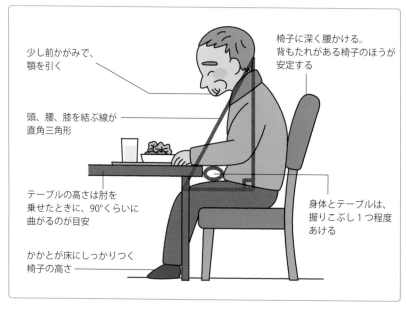

少し前かがみで、頭を引く

椅子に深く腰かける。背もたれがある椅子のほうが安定する

頭、腰、膝を結ぶ線が直角三角形

テーブルの高さは肘を乗せたときに、90°くらいに曲がるのが目安

身体とテーブルは、握りこぶし1つ程度あける

かかとが床にしっかりつく椅子の高さ

図1　基本的な食事の姿勢

文献2）を参考に作成。

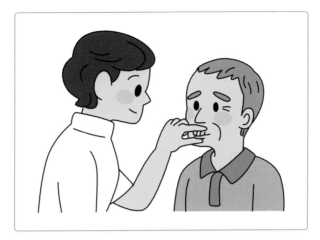

図2　親指と人差し指で口唇を挟むように口を閉じる

口に入れるときにこぼす

　食べ物を口まで運んだものの、うまく口に入れることができない方がいます。肘が曲げにくいことや、手と口の協調運動がスムーズにいかないことが原因になります。また、口に運動麻痺があると食物を口元で、十分に捉えることができず、食べこぼすことがあります。対応としては、とろみをつけたり、一口大にまとめたりして、ばらばらにならずにスプーンで保持できるよう工夫しましょう。

　食具も選択し、ケースによってはおにぎり、サンドイッチなどの手づかみ食べも検討しましょう。手を使うことで食べることへの感覚を呼び覚ますことがあります。手づかみ食べの際は、どんどん口に入れてしまうことがあるので、小さくつくり、一度にたくさん提供しないようにしましょう。

咀嚼中や飲み込みの際にこぼす

　口唇や頬の運動機能に問題があると、口腔内に食物をとどめておくことができず、咀嚼中に食べこぼしてしまいます。飲み込みの際に口から食物が飛び出すのは、のどへ食塊を送り込むのに必要な力が分散し、口唇から漏れていることを示していて誤嚥のリスクが高くなります。また、口に食物をつめ込みすぎた場合や、姿勢が前かがみになりすぎた場合も食べこぼしを招きます。

　対応として、口が閉じにくい場合は、食物が口に入ったら「口を閉じましょう」と声かけしたり、本人や介助者の指を添えて閉じたりします（図2）。さらさらとした食品は口からこぼれやすいのでとろみをつける、あんかけにするなどしてまとまりのある形状にしましょう[3]。

■ 参考・引用文献
1）菊谷 武. "食べこぼす". 「食べる」介護がまるごとわかる本. 大阪, メディカ出版, 2012, 39-43.
2）ハッピーリーブス. 介護スタッフのための安心！「食」のケア口腔・嚥下・栄養. 東京, 秀和システム, 2013, 101-3.
3）菊谷 武. 痰がらみ・食べこぼしへの対応. おはよう21. 30（7）, 2019, 54-5.

Q 56 嚥下に安全な服薬方法を教えてください。

▼

A 　嚥下障害がある患者にとって、服薬は摂食とともに大きな課題となります。薬の内服は、水分と錠剤などの固形物を同時に摂取するため誤嚥のリスクが高くなります。また、一度に複数の内服薬を摂取すると口腔・咽頭残留を起こしやすくなります[1]（図1）。
　嚥下障害を伴う場合の内服は、以下のような対応を行います。

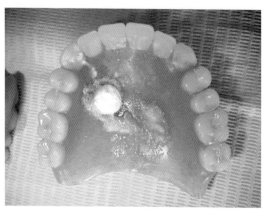

図1　**嚥下されずに義歯に付着した錠剤**

文献2）p517より転載。

✿ 姿勢の調整

　食事のときはリクライニング位なのに、服薬のときには座位ということがあります。まず食事のときと同じように姿勢を整えます。誤嚥しないためには飲み込むときに頸部を前屈させて、うなずくようにします。リクライニング位で服薬する場合は、枕で調整して頸部前屈位をとりましょう。服薬後も胃食道逆流を防ぐため、30分は臥床しないようにしましょう[3]。

✿ 嚥下機能に応じた水分

　薬剤の内服は、コップ1杯程度の水または白湯が基本です。しかし、水で誤嚥する患者では、とろみ水を使ったほうが誤嚥を防ぎやすく、薬剤と一体化しやすいため口腔・咽頭残留しにくくなります。

服薬前に口腔内を湿らせる

口腔乾燥があると、薬を含むと口腔内に張り付いてしまうことがあるので、服薬前に一口水分を飲むようにします。

服薬補助ゼリーの使用

薬剤の誤嚥や口腔・咽頭残留が少ないように設計されたゼリーが開発されて、介護現場で普及しつつあります。このゼリーは離水を抑える構造をもっているために、最小限の水分量で服薬が可能であり、水分摂取制限患者へも適応できます。また、既製品はとろみ剤のような濃度調整が不要です（図2）。

水オブラート法

オブラート2〜3枚に薬剤を包んでスプーンに乗せて、水に浸します。オブラートがゼリー状になったところで、よく水をきってから服用します。オブラートに包むと薬効が弱まる薬剤もあるので注意が必要です（図3 → p152）。

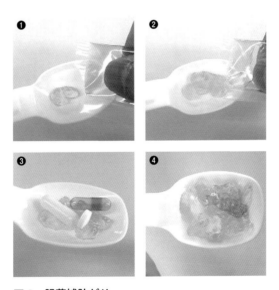

図2　服薬補助ゼリー
錠剤やカプセル、散剤をゼリーに包み込んで内服できる
（eジュレオレンジ：モリモト医薬）。
文献2）p517より転載。

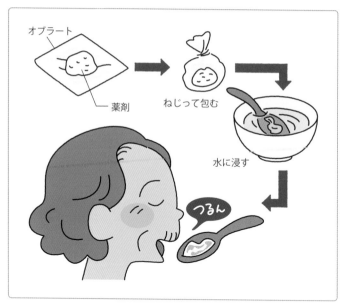

図3　水オブラート法
水に浸すとオブラートの表面が滑らかになって嚥下しやすい。

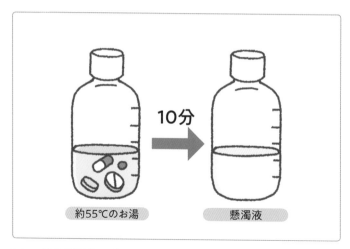

10分

約55℃のお湯　　懸濁液

図4　簡易懸濁法の手順
①処方薬を確認し、お湯の入ったカップに入れる。
②10分経過したら、懸濁液をよく振り混ぜる。
③長時間放置すると薬の効果が変化するものもあるので、薬が溶けたことを確認したら、懸濁液はすぐに服用する。

❀簡易懸濁法

　　錠剤粉砕やカプセルを開封せずに、錠剤・カプセル剤をそのまま約55℃のお湯に崩壊懸濁させる方法です（図4）。もともとは経管栄養チューブが詰まらないように薬剤を投与するために考案されました。懸濁したものにとろみをつけることで内服することも可能です。しかし、薬剤が溶け出しているため苦みなどが出てしまいます。この方法には適さない薬剤もあるので、薬剤師に相談して、指導を受けるようにしましょう。

※違う剤形を処方してもらう

嚥下障害のある患者に配慮した剤形が増えています。その代表的なものが、口腔内崩壊錠、貼付剤、ゼリー状製剤です。内服が難しい場合は主治医、薬剤師に相談しましょう。ただし、これらはすべての医薬品に採用されているわけではありません。また、口腔内崩壊錠の中には添付文書に「唾液または水で飲み込むこと」と記載されているものがあります。しかし、唾液量が減少している高齢者の場合は唾液での服用は口腔・咽頭残留の可能性があるので避けましょう。

■ 参考・引用文献
1) 中根綾子. 嚥下障害と服薬. 精神科看護. 42 (12), 2015, 41-3.
2) 廣瀬知二. 経口摂取を再開させるそのためのケアには、どのような職種がかかわっているのか？ その中で歯科医師としてどう立ち回るのか？. QDT. 41 (4), 2016, 516-20.
3) 小出由美子. 嚥下障害のある高齢者への服薬指導. Monthly Book ENTONI. 196, 2016, 113-7.

Q 57　食事中にむせてしまいます。

▼

A　むせは、食物や水分が気道に入らないように、それを排除しようとして起こります。つまり誤嚥を起こさないための防御反応です。

　一方、誤嚥してもむせない場合には、嚥下障害が重症だといえます。また、小さくむせている人よりもしっかり大きくむせている人のほうが、防御反応はしっかり働いているといえるでしょう。防御反応のむせも頻繁に続くと気道粘膜が損傷され、粘膜が異物を排出しようとする機能も低下します。その結果、誤嚥してもむせなくなり、不顕性誤嚥を起こしやすくなります[1]。

✿むせを起こしやすい食品

　水様物（水のような液体）は、嚥下時に移動のスピードが速く、まとまりにくいため、嚥下のタイミングを合わせるのが難しく、むせを引き起こしやすいので注意を要します[2]（図1）。また、クッキーのように口の中でバラバラになる食品や、高野豆腐のように噛むと汁が出る食品、香辛料や酸味の強い食品は注意が必要です。

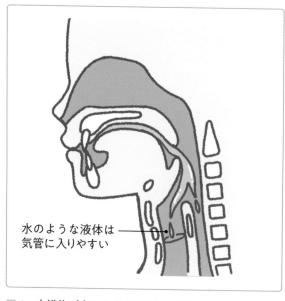

水のような液体は気管に入りやすい

図1　水様物（水のような液体）の嚥下

✿むせたときの対応

　むせ始めたら、しっかりとむせきることが大事です。喀出しやすいように前傾姿勢をとり、背中を軽くさするなどの介助をするとよいでしょう。むせを我慢したり、水を飲んだりすると状態を悪化させることがあります。ほかに食事されている人に配慮して、むせを抑え込んでしまう方もいます。あらかじめ口を覆うタオル準備しておくのも一つの方法です [3]。呼吸変化がみられずに、むせが落ち着くようであれば食事を再開しましょう。

✿むせないために

　まず、姿勢を確認しましょう。頸部が後屈して顎が上がっていると、口と気管が直線的に位置するようになるため、食物が一気に気管へ流れやすくなります。顎を少し引いた状態で、一口量が多くならないように、早食いにならないように注意しましょう。

　食品のほうもゆっくり流れるように、液体にはとろみ調整食品の使用を検討しましょう。また、むせは、食事の最初の一口で起こること多いといわれています。一口目はゼリーのような食べやすいものを選びましょう。

■ 参考・引用文献
1) 菊谷 武. 食事の観察―「むせ」の観察. おはよう21. 30 (4), 2019, 40-1.
2) 廣瀬知二ほか. むせる患者さんの誤嚥が心配です。対応を教えてください. デンタルハイジーン. 36 (4), 2016, 427-9.
3) 三鬼達人. "むせやすい患者での留意点は？". 今日からできる！摂食・嚥下口腔ケア. 東京, 照林社, 2013, 124-5.

索引

❀著者プロフィール ・・・・・・・・・・・・・・・・・・・・・・・・・・・・

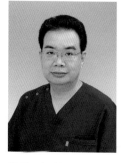

廣瀬 知二（ひろせ ともじ）

医療法人伊東会　伊東歯科口腔病院　訪問診療部長
1960年大分県で生まれ育つ。84年北海道医療大学歯学部卒業。
生体材料の研究者を目指して広島大学大学院に進学するも、
早々にあきらめて89年大学院修了後は臨床へ。94年どんな
ものかやってみようと、（医）康和会訪問診療部へ入職。いつの
まにか訪問診療にはまりこんで、康和会の各医院（福岡、大分、
長崎、東京、金沢）に出向、多数の症例を経験。2015年より
現職。

患者の喜びと、日々の臨床の中での新しい発見をなによりの楽しみとしています。そして
その発見を多くの方と共有できることを目指しています。
歯学博士、日本摂食嚥下リハビリテーション学会認定士、介護支援専門員、日本口腔ケア
学会評議員、北海道医療大学非常勤講師

病院・施設・在宅で役立つ！
基礎からわかる口腔ケア・摂食嚥下リハビリテーション Q&A 57
－患者さんに応じたケアのポイントがわかる

2021年3月1日発行　第1版第1刷

著　者　廣瀬 知二
発行者　長谷川 素美
発行所　株式会社メディカ出版
　　　　〒532-8588
　　　　大阪市淀川区宮原3-4-30
　　　　ニッセイ新大阪ビル16F
　　　　https://www.medica.co.jp/
編集担当　中島亜衣／利根川智恵／栗本安津子
装　幀　クニメディア株式会社
本文イラスト　中村恵子／WATANABE Illustrations
印刷・製本　株式会社シナノ パブリッシング プレス

ISBN978-4-8404-7520-4　　　　　　　　　　　　Printed and bound in Japan

当社出版物に関する各種お問い合わせ先（受付時間：平日9：00～17：00）
●編集内容については、編集局 06-6398-5048
●ご注文・不良品（乱丁・落丁）については、お客様センター 0120-276-591
●付属のCD-ROM、DVD、ダウンロードの動作不具合などについては、デジタル助っ人サービス 0120-276-592